第33回

臨床工学技士
国家試験問題解説集

編集／一般社団法人 日本臨床工学技士教育施設協議会

へるす出版

刊行にあたって

　臨床工学技士国家試験問題解説集は、一般社団法人日本臨床工学技士教育施設協議会監修の書籍として、平成16年以来、継続して印刷頒布して参りました。

　臨床工学技士の医療現場における期待、要求事項の高さは、今般の新型コロナウイルス報道並びにタスク・シフティング／シェアの検討などからも明らかであり、臨床工学分野の教育の向上、および出版刊行物などによる臨床工学技士の認知度の向上は、本協議会の責務であります。医師や看護師をはじめ、他医療職種の国家試験問題解説集が多くの出版社より刊行されている状況のなか、臨床工学技士関連の図書をできるだけ世に送り出し、多くの人にこの分野の存在を知っていただくことも認知度の向上に欠かせないことと考えます。このような状況のなか、平成23年度の第24回臨床工学技士国家試験より、へるす出版から刊行する運びとなりました。

　本臨床工学技士国家試験問題解説集は、全国の臨床工学技士養成施設で実際に学生の教育を担当されている先生方に、専門分野の解説を分担していただき、国家試験問題を1問ずつ授業で解説することを念頭とした表現で記述されています。その特徴を以下に挙げさせていただきます。

1. 問題1問につき、1ページの解説を基本とすることにより、コンパクトにまとめられた解説を集中して学習可能である。
2. 問題内容の概説と、各々の選択肢記述内容について解説がまとめられているため、レベルに合わせた学習が可能である。
3. 各問題のキーワードを提示することにより、問題の重要事項を把握し、出題意図などのポイントの理解につながる。
4. 既出問題番号を明記することにより、類似問題の演習が可能となり、理解力の向上につながる。
5. 国家試験出題基準に基づいた問題分類表の提示により、指導者側も問題出題傾向を理解した指導につながる。

　臨床工学技士は、すでにコメディカルの重要な医療職種として欠くことのできない存在となって参りましたが、今後さらに世間的な認知を深め、大いなる活躍を目指す上においては、臨床工学技士国家試験問題解説集の出版社による刊行はその基盤のひとつになるものと確信いたします。

本臨床工学技士国家試験問題解説集のさらなる充実のために、多くの方々からのご意見、ご叱正を賜れば幸甚に存じます。

　2020 年 11 月

一般社団法人　日本臨床工学技士教育施設協議会
代表理事　　　　　　　　　　　出渕　靖志
理事／教科書委員会 委員長　　　片岡　則之

目　　次

問題番号	試験科目		大項目	中項目
午前01	専門基礎科目Ⅰ. 医学概論	(1)臨床工学に必要な医学的基礎	1. 医学概論	(3)医療事故の防止
午前02	専門基礎科目Ⅰ. 医学概論	(1)臨床工学に必要な医学的基礎	3. 関係法規	(2)薬事、保健
午前03	専門基礎科目Ⅰ. 医学概論	(1)臨床工学に必要な医学的基礎	4. 生化学の基礎	(1)生体物質
午前04	専門基礎科目Ⅰ. 医学概論	(1)臨床工学に必要な医学的基礎	5. 薬理学の基礎	(2)薬物の効果
午前05	専門基礎科目Ⅰ. 医学概論	(1)臨床工学に必要な医学的基礎	5. 薬理学の基礎	(1)薬物の投与・吸収・排泄
午前06	専門基礎科目Ⅰ. 医学概論	(1)臨床工学に必要な医学的基礎	6. 病理学概論	(2)細胞組織の変化
午前07	専門基礎科目Ⅰ. 医学概論	(2)人体の構造及び機能	7. 呼吸	(2)呼吸機能
午前08	専門基礎科目Ⅰ. 医学概論	(2)人体の構造及び機能	4. 循環	(1)心臓、血管の構造
午前09	専門基礎科目Ⅰ. 医学概論	(2)人体の構造及び機能	7. 消化と吸収	(1)消化器の構造
午前10	専門科目Ⅴ. 臨床医学総論	(2)外科学概論	2. 創傷治療	(2)創傷措置
午前11	専門科目Ⅴ. 臨床医学総論	(3)呼吸器系	1. 呼吸器系	(3)閉塞性肺疾患
午前12	専門科目Ⅴ. 臨床医学総論	(3)呼吸器系	1. 呼吸器系	(1)感染症
午前13	専門科目Ⅴ. 臨床医学総論	(4)循環器系	1. 血管病学	(1)動・静脈疾患
午前14	専門科目Ⅴ. 臨床医学総論	(4)循環器系	2. 心臓病学	(5)不整脈
午前15	専門科目Ⅴ. 臨床医学総論	(4)循環器系	2. 心臓病学	(3)虚血性心疾患
午前16	専門科目Ⅴ. 臨床医学総論	(5)内分泌・代謝系	1. 内分泌疾患	(4)副腎疾患
午前17	専門科目Ⅴ. 臨床医学総論	(7)感染症	2. 感染症	(13)真菌感染症
午前18	専門科目Ⅴ. 臨床医学総論	(8)腎臓・泌尿・生殖器系	2. 尿路の疾患	(1)感染症
午前19	専門科目Ⅴ. 臨床医学総論	(9)消化器系	1. 消化器系疾患と治療	(1)食道疾患、(3)小腸・大腸疾患、(6)膵疾患
午前20	専門科目Ⅴ. 臨床医学総論	(11)麻酔科学	1. 麻酔	(1)全身麻酔
午前21	専門科目Ⅴ. 臨床医学総論	(12)集中治療医学	1. 集中治療	(2)患者管理
午前22	専門科目Ⅴ. 臨床医学総論	(12)集中治療医学	2. 救急医療	(2)脳死
午前23	専門科目Ⅴ. 臨床医学総論	(13)手術医学	1. 感染防止	(1)院内感染(病院感染)
午前24	専門科目Ⅴ. 臨床医学総論	(14)臨床生理学	1. 機能検査	(1)呼吸機能検査
午前25	専門科目Ⅴ. 臨床医学総論	(16)臨床免疫学	2. 免疫に関係する疾患	(3)自己免疫学
午前26	専門科目Ⅲ. 生体計測装置学	(1)生体計測の基礎	2. 生体情報の計測	(4)雑音対策と信号処理
午前27	専門科目Ⅲ. 生体計測装置学	(2)生体電気・磁気計測	1. 心臓循環器計測	(1)心電計の特性
午前28	専門科目Ⅲ. 生体計測装置学	(2)生体電気・磁気計測	1. 循環関連の計測	(3)血流計
午前29	専門科目Ⅲ. 生体計測装置学	(3)生体の物理・化学現象の計測	2. 呼吸関連の計測	(2)呼吸計測装置
午前30	専門科目Ⅲ. 生体計測装置学	(3)生体の物理・化学現象の計測	3. ガス分析計測	(1)血液ガスの計測
午前31	専門科目Ⅲ. 生体計測装置学	(3)生体の物理・化学現象の計測	4. 体温計測	(2)核心温計測
午前32	専門科目Ⅲ. 生体計測装置学	(4)画像診断法	2. エックス線画像計測	(2)エックス線CT
午前33	専門科目Ⅲ. 生体計測装置学	(4)画像診断法	5. 内視鏡画像計測	(1)ファイバスコープ、(2)電子内視鏡
午前34	専門科目Ⅱ. 医用治療機器学	(1)治療の基礎	1. 治療の基礎	(2)治療に用いる物理エネルギーの種類と特性
午前35	専門科目Ⅱ. 医用治療機器学	(2)各種治療機器	1. 電磁気治療機器	(4)心臓ペースメーカ(植込み型を含む)
午前36	専門科目Ⅱ. 医用治療機器学	(2)各種治療機器	1. 電磁気治療機器	(3)除細動器
午前37	専門科目Ⅱ. 医用治療機器学	(2)各種治療機器	2. 機械的治療機器	(4)輸液ポンプ
午前38	専門科目Ⅱ. 医用治療機器学	(2)各種治療機器	2. 機械的治療機器	(2)体外式結石破砕装置
午前39	専門科目Ⅱ. 医用治療機器学	(2)各種治療機器	5. 内視鏡機器	(2)内視鏡外科手術機器
午前40	専門科目Ⅳ. 医用機器安全管理学	(1)医用機器の安全管理	2. 各種エネルギーの人体への危険性	(3)事故事例
午前41	専門科目Ⅳ. 医用機器安全管理学	(1)医用機器の安全管理	3. 安全基準	(1)医用機器・設備の体系化
午前42	専門科目Ⅳ. 医用機器安全管理学	(1)医用機器の安全管理	4. 電気的安全性の測定	(2)漏れ電流と患者測定電流
午前43	専門科目Ⅳ. 医用機器安全管理学	(1)医用機器の安全管理	4. 電気的安全性の測定	(2)医用電気機器の安全基準(JIS T 0601-1)
午前44	専門科目Ⅳ. 医用機器安全管理学	(1)医用機器の安全管理	5. 安全管理技術	(2)保守点検管理業務
午前45	専門科目Ⅳ. 医用機器安全管理学	(1)医用機器の安全管理	6. 医療ガス	(3)高圧ガス保安法
午前46	専門科目Ⅳ. 医用機器安全管理学	(1)医用機器の安全管理	8. 電磁環境	(2)医療の現場におけるEMIの原因、(3)電磁波の規制
午前47	専門基礎科目Ⅱ. 医用電気電子工学	(1)電気工学	1. 電磁気学	(1)電界
午前48	専門基礎科目Ⅱ. 医用電気電子工学	(1)電気工学	1. 電磁気学	(1)電界
午前49	専門基礎科目Ⅱ. 医用電気電子工学	(1)電気工学	1. 電磁気学	(1)電界
午前50	専門基礎科目Ⅱ. 医用電気電子工学	(1)電気工学	2. 電気回路	(1)受動回路素子
午前51	専門基礎科目Ⅱ. 医用電気電子工学	(1)電気工学	2. 電気回路	(5)交流回路
午前52	専門基礎科目Ⅱ. 医用電気電子工学	(2)電子工学	1. 電子回路	(1)電子回路素子
午前53	専門基礎科目Ⅱ. 医用電気電子工学	(2)電子工学	1. 電子回路	(1)電子回路素子
午前54	専門基礎科目Ⅱ. 医用電気電子工学	(2)電子工学	1. 電子回路	(3)アナログ回路
午前55	専門基礎科目Ⅱ. 医用電気電子工学	(2)電子工学	1. 電子回路	(3)アナログ回路

午前56	専門基礎科目Ⅱ. 医用電気電子工学	(2)電子工学	2. 通信工学	(2)通信方式
午前57	専門基礎科目Ⅱ. 医用電気電子工学	(4)システム工学	1. システムと制御	(1)システム理論
午前58	専門基礎科目Ⅱ. 医用電気電子工学	(3)情報処理工学	1. 電子計算機(コンピュータ)	(1)ハードウェア
午前59	専門基礎科目Ⅱ. 医用電気電子工学	(3)情報処理工学	1. 電子計算機(コンピュータ)	(2)ソフトウェア
午前60	専門基礎科目Ⅱ. 医用電気電子工学	(3)情報処理工学	2. 情報処理	(1)情報表現と論理演算
午前61	専門基礎科目Ⅱ. 医用電気電子工学	(3)情報処理工学	2. 情報処理	(1)情報表現と論理演算
午前62	専門基礎科目Ⅱ. 医用電気電子工学	(3)情報処理工学	2. 情報処理	(1)情報表現と論理演算
午前63	専門基礎科目Ⅱ. 医用電気電子工学	(3)情報処理工学	2. 情報処理	(1)情報表現と論理演算
午前64	専門科目Ⅰ. 生体機能代行装置学	(1)呼吸療法装置	1. 原理と構造	(1)酸素療法装置
午前65	専門科目Ⅰ. 生体機能代行装置学	(1)呼吸療法装置	1. 原理と構造	(5)高気圧治療装置
午前66	専門科目Ⅰ. 生体機能代行装置学	(1)呼吸療法装置	1. 原理と構造	(6)生体監視装置、測定機器
午前67	専門科目Ⅰ. 生体機能代行装置学	(1)呼吸療法装置	4. 安全管理	(1)安全対策
午前68	専門科目Ⅰ. 生体機能代行装置学	(1)呼吸療法装置	2. 呼吸療法技術	(2)各種換気モード
午前69	専門科目Ⅰ. 生体機能代行装置学	(2)体外循環装置	1. 原理と構成	(1)血液ポンプ
午前70	専門科目Ⅰ. 生体機能代行装置学	(2)体外循環装置	1. 原理と構成	(1)血液ポンプ、(2)人工肺、(3)人工心肺
午前71	専門科目Ⅰ. 生体機能代行装置学	(2)体外循環装置	2. 体外循環の病態生理	(1)体外循環と血液
午前72	専門科目Ⅰ. 生体機能代行装置学	(2)体外循環装置	2. 体外循環の病態生理	(1)体外循環と血液
午前73	専門科目Ⅰ. 生体機能代行装置学	(2)体外循環装置	2. 体外循環の病態生理	(1)体外循環と血液
午前74	専門科目Ⅰ. 生体機能代行装置学	(3)血液浄化療法装置	1. 原理と構造	(5)装置と周辺機器
午前75	専門科目Ⅰ. 生体機能代行装置学	(3)血液浄化療法装置	2. 血液浄化の実際	(2)透析液、補充液、置換液
午前76	専門科目Ⅰ. 生体機能代行装置学	(3)血液浄化療法装置	2. 血液浄化の実際	(4)バスキュラーアクセス
午前77	専門科目Ⅰ. 生体機能代行装置学	(3)血液浄化療法装置	3. 安全管理	(3)事故対策
午前78	専門科目Ⅰ. 生体機能代行装置学	(3)血液浄化療法装置	3. 安全管理	(2)関連装置・機器の保守点検
午前79	専門科目Ⅰ. 生体機能代行装置学	(3)血液浄化療法装置	3. 安全管理	(3)事故対策
午前80	専門基礎科目Ⅲ. 医用機械工学	(1)医用機械工学	1. 力学の基礎	(1)力のつり合い
午前81	専門基礎科目Ⅲ. 医用機械工学	(1)医用機械工学	2. 材料力学	(1)機械的特性
午前82	専門基礎科目Ⅲ. 医用機械工学	(1)医用機械工学	3. 流体力学	(3)ベルヌーイの定理
午前83	専門基礎科目Ⅲ. 医用機械工学	(1)医用機械工学	5. 波動と音波、超音波	(2)音波、超音波
午前84	専門基礎科目Ⅲ. 医用機械工学	(1)医用機械工学	6. 熱と気体	(1)気体の性質
午前85	専門基礎科目Ⅳ. 生体物性材料工学	(1)生体物性	1. 生体の電気的特性	(3)電気密度、(6)周波数特性
午前86	専門基礎科目Ⅳ. 生体物性材料工学	(1)生体物性	5. 生体の熱特性	(1)熱伝導、(2)熱拡散
午前87	専門基礎科目Ⅳ. 生体物性材料工学	(1)生体物性	6. 生体の光特性	―
午前88	専門基礎科目Ⅳ. 生体物性材料工学	(1)生体物性	7. 生体における輸送現象	(4)膜輸送
午前89	専門基礎科目Ⅳ. 生体物性材料工学	(2)医用材料	4. 医用材料の種類	(3)有機材料
午前90	専門基礎科目Ⅳ. 生体物性材料工学	(2)医用材料	4. 医用材料の種類	(4)生体材料

（平成24年版）国家試験出題基準による分類【午後】

問題番号	試験科目		大項目	中項目
午後01	専門基礎科目Ⅰ. 医学概論	(1)臨床工学に必要な医学的基礎	2. 公衆衛生	(2)疫学と衛生統計
午後02	専門基礎科目Ⅰ. 医学概論	(1)臨床工学に必要な医学的基礎	3. 関係法規	(1)医事
午後03	専門基礎科目Ⅰ. 医学概論	(1)臨床工学に必要な医学的基礎	4. 生化学の基礎	(1)生体物質
午後04	専門基礎科目Ⅰ. 医学概論	(1)臨床工学に必要な医学的基礎	5. 薬理学の基礎	(1)薬物の投与・吸収・排泄
午後05	専門基礎科目Ⅰ. 医学概論	(1)臨床工学に必要な医学的基礎	7. 臨床検査	(1)検体検査
午後06	専門基礎科目Ⅰ. 医学概論	(2)人体の構造及び機能	5. 血液	(1)血液の組成と機能
午後07	専門基礎科目Ⅰ. 医学概論	(2)人体の構造及び機能	6. 腎・泌尿器	(2)尿生成のメカニズム
午後08	専門基礎科目Ⅰ. 医学概論	(2)人体の構造及び機能	8. 内臓機能の調節	(2)内分泌
午後09	専門科目Ⅴ. 臨床医学総論	(2)外科学概論	5. 外科、熱傷	(2)熱傷
午後10	専門科目Ⅴ. 臨床医学総論	(3)呼吸器系	1. 呼吸器系	(4)拘束性肺疾患
午後11	専門科目Ⅴ. 臨床医学総論	(3)呼吸器系	1. 呼吸器系	(2)新生物
午後12	専門科目Ⅴ. 臨床医学総論	(4)循環器系	1. 血管病学	(1)血圧異常
午後13	専門科目Ⅴ. 臨床医学総論	(4)循環器系	2. 心臓病学	(2)弁膜症
午後14	専門科目Ⅴ. 臨床医学総論	(5)内分泌系	2. 代謝性疾患	(3)メタボリック症候群
午後15	専門科目Ⅴ. 臨床医学総論	(6)神経・筋肉系	1. 神経・筋肉疾患	(2)神経・筋肉疾患
午後16	専門科目Ⅴ. 臨床医学総論	(8)腎臓・泌尿・生殖器系	1. 腎臓の疾患	(2)急性腎不全
午後17	専門科目Ⅴ. 臨床医学総論	(7)感染症	2. 感染症	(14)ウィルス感染症(ヒトパピローマウィルス)
午後18	専門科目Ⅴ. 臨床医学総論	(9)消化器系	1. 消化器系疾患と治療	(3)小腸・大腸疾患
午後19	専門科目Ⅴ. 臨床医学総論	(10)血液系	1. 造血器の構造と機能	(1)血球の産生、崩壊とその調節
午後20	専門科目Ⅴ. 臨床医学総論	(12)集中治療医学	1. 集中治療	(2)患者管理
午後21	専門科目Ⅴ. 臨床医学総論	(12)集中治療医学	1. 集中治療	(1)集中治療施設
午後22	専門科目Ⅴ. 臨床医学総論	(13)手術医学	1. 感染防止	(1)院内感染(病院感染)
午後23	専門科目Ⅴ. 臨床医学総論	(13)手術医学	3. 医療安全	(1)患者確認、(2)薬剤の確認
午後24	専門科目Ⅴ. 臨床医学総論	(16)臨床免疫学	1. 免疫のしくみ	(1)液性免疫
午後25	専門科目Ⅲ. 生体計測装置学	(1)生体計測の基礎	1. 計測論	(1)単位とトレーサビリティ
午後26	専門科目Ⅲ. 生体計測装置学	(1)生体計測の基礎	2. 生体情報の計測	(1)計測器の特性
午後27	専門科目Ⅲ. 生体計測装置学	(2)生体電気・磁気計測	1. 心臓循環器計測	(2)心電図の計測
午後28	専門科目Ⅲ. 生体計測装置学	(2)生体電気・磁気計測	2. 脳・神経系計測	(3)脳磁図の計測
午後29	専門科目Ⅲ. 生体計測装置学	(3)生体の物理・化学現象の計測	1. 循環関連の計測	(2)非観血式血圧計
午後30	専門科目Ⅲ. 生体計測装置学	(4)画像診断法	3. 核磁気共鳴画像計測	(1)MRI
午後31	専門科目Ⅲ. 生体計測装置学	(4)画像診断法	4. ラジオアイソトープ(RI)による画像計測	(1)単光子断層法(SPECT)、(2)陽電子断層法(PET)
午後32	専門科目Ⅱ. 医用治療機器学	(2)各種治療機器	1. 電磁気治療機器	(1)電気メス
午後33	専門科目Ⅱ. 医用治療機器学	(2)各種治療機器	1. 電磁気治療機器	(4)心臓ペースメーカ(植込み型を含む)
午後34	専門科目Ⅱ. 医用治療機器学	(2)各種治療機器	2. 機械的治療機器	(3)心・血管系インターベンション装置
午後35	専門科目Ⅱ. 医用治療機器学	(2)各種治療機器	3. 光治療機器	(1)レーザ手術装置
午後36	専門科目Ⅱ. 医用治療機器学	(2)各種治療機器	6. 熱治療機器	(2)ハイパーサーミア装置
午後37	専門科目Ⅳ. 医用機器安全管理学	(1)医用機器の安全管理	3. 安全基準	(2)医用電気機器の安全基準(JIS T 0601-1)
午後38	専門科目Ⅳ. 医用機器安全管理学	(1)医用機器の安全管理	3. 安全基準	(4)病院電気設備の安全基準(JIS T 1022)
午後39	専門科目Ⅳ. 医用機器安全管理学	(1)医用機器の安全管理	4. 電気的安全性の測定	(1)測定用器具
午後40	専門科目Ⅳ. 医用機器安全管理学	(1)医用機器の安全管理	4. 電気的安全性の測定	(3)保護接地線抵抗
午後41	専門科目Ⅳ. 医用機器安全管理学	(1)医用機器の安全管理	7. システム安全	(3)信頼度
午後42	専門科目Ⅳ. 医用機器安全管理学	(1)医用機器の安全管理	6. 医療ガス	(4)医療ガス配管設備(JIS T 7101)
午後43	専門科目Ⅳ. 医用機器安全管理学	(1)医用機器の安全管理	7. システム安全	(5)人間工学と安全
午後44	専門科目Ⅳ. 医用機器安全管理学	(1)医用機器の安全管理	9. 関係法規等	(2)医療法
午後45	専門基礎科目Ⅱ. 医用電気電子工学	(1)電気工学	1. 電磁気学	(1)電界
午後46	専門基礎科目Ⅱ. 医用電気電子工学	(1)電気工学	1. 電磁気学	(2)磁界
午後47	専門基礎科目Ⅱ. 医用電気電子工学	(1)電気工学	2. 電気回路	(1)受動回路素子
午後48	専門基礎科目Ⅱ. 医用電気電子工学	(1)電気工学	2. 電気回路	(2)電圧・電流
午後49	専門基礎科目Ⅱ. 医用電気電子工学	(1)電気工学	2. 電気回路	(5)交流回路
午後50	専門基礎科目Ⅱ. 医用電気電子工学	(1)電気工学	3. 電力装置	(1)変換器
午後51	専門基礎科目Ⅱ. 医用電気電子工学	(2)電子工学	1. 電子回路	(1)電子回路素子
午後52	専門基礎科目Ⅱ. 医用電気電子工学	(2)電子工学	1. 電子回路	(1)電子回路素子
午後53	専門基礎科目Ⅱ. 医用電気電子工学	(2)電子工学	1. 電子回路	(1)電子回路素子
午後54	専門基礎科目Ⅱ. 医用電気電子工学	(2)電子工学	1. 電子回路	(3)アナログ回路
午後55	専門基礎科目Ⅱ. 医用電気電子工学	(2)電子工学	1. 電子回路	(1)電子回路素子

午後56	専門基礎科目Ⅱ. 医用電気電子工学	(2)電子工学	2. 通信工学	(2)通信方式
午後57	専門基礎科目Ⅱ. 医用電気電子工学	(3)情報処理工学	1. 電子計算機(コンピュータ)	(1)ハードウェア
午後58	専門基礎科目Ⅱ. 医用電気電子工学	(3)情報処理工学	1. 電子計算機(コンピュータ)	(3)ネットワーク
午後59	専門基礎科目Ⅱ. 医用電気電子工学	(3)情報処理工学	1. 電子計算機(コンピュータ)	(3)ネットワーク
午後60	専門基礎科目Ⅱ. 医用電気電子工学	(3)情報処理工学	2. 情報処理	(2)信号処理
午後61	専門基礎科目Ⅱ. 医用電気電子工学	(3)情報処理工学	2. 情報処理	(2)信号処理
午後62	専門基礎科目Ⅱ. 医用電気電子工学	(4)システム工学	1. システムと制御	(2)システムの特性
午後63	専門科目Ⅰ. 生体機能代行装置学	(1)呼吸療法装置	1. 原理と構造	(6)生体監視装置、測定機器
午後64	専門科目Ⅰ. 生体機能代行装置学	(1)呼吸療法装置	1. 原理と構造	(6)生体監視装置、測定機器
午後65	専門科目Ⅰ. 生体機能代行装置学	(1)呼吸療法装置	1. 原理と構造	(7)周辺医用機器
午後66	専門科目Ⅰ. 生体機能代行装置学	(1)呼吸療法装置	1. 原理と構造	(5)高気圧治療装置
午後67	専門科目Ⅰ. 生体機能代行装置学	(1)呼吸療法装置	3. 在宅呼吸管理	(2)人工呼吸
午後68	専門科目Ⅰ. 生体機能代行装置学	(1)呼吸療法装置	1. 原理と構造	(4)呼吸回路
午後69	専門科目Ⅰ. 生体機能代行装置学	(2)体外循環装置	1. 原理と構成	(3)人工心肺
午後70	専門科目Ⅰ. 生体機能代行装置学	(2)体外循環装置	1. 原理と構成	(3)人工心肺
午後71	専門科目Ⅰ. 生体機能代行装置学	(2)体外循環装置	2. 体外循環の病態生理	(1)体外循環と血液
午後72	専門科目Ⅰ. 生体機能代行装置学	(2)体外循環装置	4. 補助循環法	(1)循環補助
午後73	専門科目Ⅰ. 生体機能代行装置学	(2)体外循環装置	4. 補助循環法	(1)循環補助
午後74	専門科目Ⅰ. 生体機能代行装置学	(2)体外循環装置	5. 安全管理	(1)体外循環のトラブル対策
午後75	専門科目Ⅰ. 生体機能代行装置学	(3)血液浄化療法装置	2. 血液浄化の実際	(6)患者管理
午後76	専門科目Ⅰ. 生体機能代行装置学	(3)血液浄化療法装置	1. 原理と構造	(4)血液浄化器
午後77	専門科目Ⅰ. 生体機能代行装置学	(3)血液浄化療法装置	2. 血液浄化の実際	(6)患者管理
午後78	専門科目Ⅰ. 生体機能代行装置学	(3)血液浄化療法装置	2. 血液浄化の実際	(6)患者管理
午後79	専門科目Ⅰ. 生体機能代行装置学	(3)血液浄化療法装置	3. 安全管理	(3)事故対策
午後80	専門基礎科目Ⅲ. 医用機械工学	(1)医用機械工学	1. 力学の基礎	(2)力と運動
午後81	専門基礎科目Ⅲ. 医用機械工学	(1)医用機械工学	2. 材料力学	(1)機械的特性
午後82	専門基礎科目Ⅲ. 医用機械工学	(1)医用機械工学	3. 流体力学	(2)粘性流体
午後83	専門基礎科目Ⅲ. 医用機械工学	(1)医用機械工学	4. 生体の流体現象	(2)拍動流
午後84	専門基礎科目Ⅲ. 医用機械工学	(1)医用機械工学	5. 波動と音波、超音波	(2)音波、超音波
午後85	専門基礎科目Ⅲ. 医用機械工学	(1)医用機械工学	4. 生体の流体現象	(2)拍動流
午後86	専門基礎科目Ⅳ. 生体物性材料工学	(1)生体物性	4. 生体と放射線	(1)電磁放射線、(2)粒子放射線、(4)放射線障害
午後87	専門基礎科目Ⅳ. 生体物性材料工学	(1)生体物性	5. 生体の熱特性	(2)熱放散
午後88	専門基礎科目Ⅳ. 生体物性材料工学	(2)医用材料	2. 安全性テスト	(3)生物学的試験
午後89	専門基礎科目Ⅳ. 生体物性材料工学	(2)医用材料	3. 相互作用	(1)急性全身反応、(2)急性局所反応、(7)血液適合性
午後90	専門基礎科目Ⅳ. 生体物性材料工学	(2)医用材料	4. 医用材料の種類	(3)有機材料

第 33 回臨床工学技士国家試験

午前問題解説

［３３回－午前－問題１］　医療事故防止のために義務付けられて**いない**のはどれか。（医学概論）
1. 院内感染防止対策
2. 医療機器の安全確保
3. 救急医療体制の整備
4. 医薬品の安全管理体制
5. 医療安全管理体制の整備

◆キーワード

医療法　薬機法　医療安全管理

◆解　説

　医療事故防止は、ヒト、もの（医薬品、医療機器）、施設の面からの対策が求められる。2007年4月の医療法および薬事法（現在は「医薬品、医療機器等の品質、有効性及び安全性の確保等に関する法律（略称：薬機法）」）の改正により、これまで病院と有床診療所に義務付けられていた医療安全管理体制が、無床診療所や薬局においても義務化された。また、医療安全を確保するための体制の整備に関する法律上の規定が新設された。そこでは、医療機関の管理者に医療安全確保として、①医療機関における安全管理体制の充実・強化、②医療機関における院内感染制御体制の充実、③医療機関における医薬品・医療機器の安全管理体制の確保が義務付けられている。同時に医療安全管理、感染管理、医薬品安全管理と医療機器安全管理の各部門の管理責任者を配置することが定められている。臨床工学技士の有資格者は医療機器安全管理者となることができる。

【正解　3】

<文　献>
　日本医師会編：医療従事者のための医療安全対策マニュアル　2007. P9～P40
　小野哲章ほか　編：臨床工学技士標準テキスト　第3版増補. 金原出版. 2019. P24～P26

◆過去５年間に出題された関連問題
　［２９回－午前－問題２］

◆キーワード

医療機器　クラス別分類

◆解　説

　薬機法による医療機器の定義は、「この法律では、医療機器とは、人若しくは動物の疾病の診断、治療若しくは予防に使用されること、又は人若しくは動物の身体の構造若しくは機能に影響を及ぼすことが目的とされている機械器具等（再生医療等製品を除く）であつて、政令で定めるものをいう。」（薬機法第２条第４項）とされている。

　また、薬機法では、人体に与えるリスクの程度によって医療機器を分類し、この分類によって規制を変える仕組みを取り入れている。この考え方に基づき全ての医療機器は、薬機法第２条第５項から第７項により「一般医療機器」「管理医療機器」「高度管理医療機器」の３つに分類されている。

医療機器のリスク別分類

分　類	定　義	機器例
一般医療機器	不具合が生じた場合でも、人体への影響が軽微であるもの。	体外診断用機器、鋼製小物、歯科技工用品、X線フィルム、聴診器、血圧計等
管理医療機器	不具合が生じた場合でも、人の生命の危険又は重大な機能障害に直結する可能性は低いもの。	画像診断機器、造影剤注入装置、電子体温計、電子式血圧計、電子内視鏡、歯科用合金等
高度管理医療機器	患者への侵襲性が高く、不具合が生じた場合、人体への影響が大きいもの。	輸液ポンプ、人工心肺装置、人工呼吸器、除細動器、電気手術器、心臓カテーテル検査装置、レーザー手術装置等

【正解　3】

＜文　献＞

　小野哲章ほか　編：臨床工学技士標準テキスト　第３版増補．金原出版．2019．P301〜P302、P743〜P744

◆過去５年間に出題された関連問題

　［３１回－午前－問題３］

[３３回－午前－問題3] 酵素について**誤っている**のはどれか。（医学概論）

1. 基本構造はタンパク質である。
2. 一つの酵素は一つの基質に作用する。
3. 一つの酵素の活性を最大化する pH がある。
4. 生体内化学反応を無理なく進行させる働きをもつ。
5. 温度が高いほど酵素の活性は高くなる。

◆キーワード

酵素

◆解　説

　酵素とは、生体で起こる化学反応に対して触媒として機能する。酵素は生物が物質を消化する段階から吸収・分布・代謝・排泄に至るまでのあらゆる過程に関与している。

　多くの酵素はタンパク質をもとにして構成され、生体内での生成や分布の特性、熱や pH によって変性して活性を失うといった特性は、ほかのタンパク質と同様である。

　酵素と反応する物質を基質、反応により生成される物質を生成物という。ある酵素に対しては特定の基質しか作用しない。

1. 多くの酵素はタンパク質をもとにして構成されている。
2. 酵素と基質は鍵と鍵穴の関係と同様で、ある酵素に対しては特定の基質しか作用しない（酵素の基質特異性）。
3. 酵素が最高に働ける pH を至適 pH といい、酵素ごとの至適 pH が存在する。
4. 酵素は生体で化学反応が進行するための生体触媒である。
5. 酵素はタンパク質であり、それぞれの酵素で異なる至適温度がある。

【正解　5】

＜文　献＞

小野哲章ほか　編：臨床工学技士標準テキスト　第３版増補. 金原出版. 2019. P100～P102

◆過去５年間に出題された関連問題

　該当なし

[33回－午前－問題4]　薬について**誤っている**組合せはどれか。(医学概論)
1.　ドブタミン —————— 強心薬
2.　ニフェジピン —————— 降圧薬
3.　ミダゾラム —————— オピオイド鎮痛薬
4.　アトロピン —————— 抗コリン薬
5.　デキサメタゾン —————— 副腎皮質ホルモン

◆キーワード

薬理作用

◆解　説

1. ドブタミンは、合成カテコールアミンの昇圧薬である。β_1アドレナリン受容体およびβ_2受容体を活性化させる作用をもつ。作用は弱いが、α_1アドレナリン受容体を活性化させる作用もある。心拍数や血圧にほとんど影響を与えずに、心拍出量を増加させるため、心不全や急性循環不全などの治療で使われる。肥大型閉塞性心筋症の患者には、左室からの血液流出路閉塞が増強する危険性があり、使用禁忌とされている。

2. ニフェジピンはジヒドロピリジン系 Ca 拮抗薬である。膜電位依存性 L 型カルシウムチャネルに特異的に結合し、細胞内へのカルシウムの流入を減少させることにより、冠血管や末梢血管の平滑筋を弛緩させる高血圧や狭心症治療薬である。非ジヒドロピリジン系カルシウム拮抗薬と比較すると、血管選択性が高く、心収縮力や心拍数に対する抑制作用は弱い。

3. ミダゾラムはベンゾジアゼピン系の麻酔導入薬・鎮静薬である。中枢神経系のベンゾジアゼピン受容体に結合して抑制系の GABA 受容体と相互作用し、GABA と GABA 受容体の親和性を向上させて神経細胞の興奮性を鎮めることで、鎮静効果と抗痙攣作用を発揮する。オピオイド鎮痛薬とは中枢神経や末梢神経にあるオピオイド受容体への作用により、強い鎮痛作用をあらわす。一般に麻薬性鎮痛薬を指すが、非麻薬性オピオイドという合成オピオイドもある。

4. アトロピンは、ムスカリン性アセチルコリン受容体を競合的に阻害することにより副交感神経の作用を抑制し、胃腸管の運動抑制、心拍数の増大などの作用がある抗コリン薬である。有機リン剤中毒の治療にも用いられる。

5. デキサメタゾンは、長時間型の合成副腎皮質ホルモンであり、強い抗炎症作用をもつ。

【正解　3】

＜文　献＞

浦部晶夫ほか　編：今日の治療薬2020　－解説と便覧－. 南江堂. 2020.

小野哲章ほか　編：臨床工学技士標準テキスト　第3版増補. 金原出版. 2019. P141～P148

◆過去5年間に出題された関連問題

該当なし

　　1. 薬物の有効血中濃度の範囲が狭い。
　　2. 薬物の体内動態における個人差が大きい。
　　3. 薬物血中濃度の治療域と中毒域が大きく離れている。
　　4. 薬効と副作用が薬物の血中濃度と強く相関する。
　　5. 腎障害のある患者に薬物を投与する。

◆キーワード

薬物治療モニタリング　血中薬物濃度

◆解　説

　血液中の薬物濃度や臨床検査データ、臨床症状などを観察して、薬物治療の適正化を図ることを薬物治療モニタリング（therapeutic drug monitoring：TDM）という。薬の副作用を最小限とし、効果的に治療を行うための方法の一つである。一般的には投与した薬物の血中濃度を効果判定の指標にして、投与量を調整する。

　血中濃度測定が有用な薬物としては、

　　① 　血中濃度と治療効果、有害作用出現とが関係している
　　② 　有効血中濃度域が狭く、上限を超えると副作用が出現しやすい
　　③ 　薬物の体内動態（吸収、分布、代謝、排泄）に個人差が大きい

などがあり、抗てんかん薬、免疫抑制薬、抗菌薬などに使用される。

3. 薬物血中濃度の治療域と中毒域が近い場合は血中濃度モニタリングが有用である。
5. 腎排泄の薬物では、腎障害により血中濃度が上昇しやすく血中濃度モニタリングが有用である。

【正解　3】

＜文　献＞

　小野哲章ほか　編：臨床工学技士標準テキスト　第3版増補．金原出版．2019．P135〜P141

◆過去５年間に出題された関連問題

　該当なし

[３３回－午前－問題6] 再生能力が高いのはどれか。(医学概論)
a. 心筋細胞
b. 中枢神経細胞
c. 皮膚表皮細胞
d. 骨髄造血細胞
e. 消化管上皮細胞

1. a、b、c 　　2. a、b、e 　　3. a、d、e 　　4. b、c、d 　　5. c、d、e

◆キーワード

再生能力　不安定細胞　安定細胞　永久細胞

◆解　説

　再生とは、生体の欠損した組織が同じ種類の組織の増生で補われ、元の状態にかえる現象をいう。表皮、粘膜上皮、血液細胞などは生理的再生として常に規則正しく補充されるため再性能が高く不安定細胞という。肝細胞や線維芽細胞など生理的再生能力が低いか消失している細胞は安定細胞、終末分化を遂げ、細胞分裂を生じない中枢神経細胞、心筋細胞を永久細胞という。

　　永久細胞（再生しない細胞）：中枢神経細胞、心筋細胞

　　安定細胞（再生能力の低い細胞）：肝細胞、腎上皮細胞、骨格筋、軟骨など

　　不安定細胞（再生能力の高い細胞）：皮膚、末梢神経細胞、血液細胞、粘膜上皮など

【正解　5】

＜文　献＞

　小野哲章ほか　編：臨床工学技士標準テキスト　第３版増補. 金原出版. 2019. P85

◆過去５年間に出題された関連問題

　該当なし

自発呼吸の吸気時に生じ**ない**現象はどれか。（医学概論）

1. 外肋間筋の収縮
2. 肺胞の拡張
3. 横隔膜の降下
4. 胸腔内圧の低下
5. 静脈還流量の減少

◆キーワード

呼吸運動　横隔膜　外肋間筋　胸腔内圧

◆解　説

　呼吸運動は主に横隔膜と胸郭の運動によって行われる。吸気では横隔膜が収縮し下方に動き、外肋間筋が収縮し胸郭前後・左右径が増大し胸郭内容積が増加する。その結果、胸腔内圧がより陰圧となり、肺胞が拡張し外気を取り入れる。安静時の呼気では、吸気時に収縮した横隔膜、外肋間筋が弛緩して受動的に元に戻り胸郭内容積が減少する。努力呼気時には、内肋間筋や腹筋が収縮して能動的に胸郭内容積をより減少させる。

1. 外肋間筋は吸気筋で吸気時に収縮する。
2. 吸気時には、胸腔内容積が増加、胸腔内圧がより陰圧となり肺胞が拡張する。
3. 吸気時には吸気筋である横隔膜が収縮し降下する。
4. 吸気時にはもともと陰圧である胸腔内圧がより陰圧となる。
5. 吸気時には胸腔内圧がより陰圧となるため静脈還流量が増加する。

【正解　5】

<文　献>

　小野哲章ほか　編：臨床工学技士標準テキスト　第３版増補. 金原出版. 2019. P49

◆過去５年間に出題された関連問題

　［２８回－午後－問題６］

　a. 肺動脈弁は二尖である。

　b. 三尖弁は房室弁である。

　c. 大動脈弁は左心室の出口にある。

　d. 僧帽弁は腱索で乳頭筋につながる。

　e. 冠状静脈洞は右心室に開口する。

　1. a、b、c　　　2. a、b、e　　　3. a、d、e　　　4. b、c、d　　　5. c、d、e

◆キーワード

心臓　房室弁　動脈弁

◆解　説

　心臓は左右の心房と心室、これらに連結する大静脈、肺動脈、肺静脈および大動脈からなり、血液の逆流を防ぐために三尖弁（右心房と右心室の間）、肺動脈弁（右心室と肺動脈の間）、僧帽弁（左心房と左心室の間、二尖）および大動脈弁（左心室と大動脈の間）の4つの弁がある。房室弁（三尖弁と僧帽弁）は心室の高い圧で反転しないように腱索により乳頭筋に繋がっている。

　心筋は冠動脈からの動脈血で栄養される。心筋を栄養した静脈血は冠状静脈から冠状静脈洞に集まり右心房に注ぐ。

a. 肺動脈弁は三尖である。

b. 三尖弁は右心房と右心室の間にある房室弁である。

c. 大動脈弁は左心室と大動脈の間にある。

d. 房室弁（三尖弁と僧帽弁）は腱索により乳頭筋に繋がっている。

e. 冠状静脈洞は右心房に開口している。

【正解　4】

＜文　献＞

　小野哲章ほか　編：臨床工学技士標準テキスト　第3版増補. 金原出版. 2019. P52～P54

◆過去5年間に出題された関連問題

　［30回－午前－問題7］　　［31回－午前－問題7］

[３３回－午前－問題９] 消化管の順序として**誤っている**のはどれか。（医学概論）

    1. 咽頭は食道に連続する。

    2. 噴門は十二指腸に連続する。

    3. 上行結腸は横行結腸に連続する。

    4. 下行結腸は S 状結腸に連続する。

    5. 直腸は肛門管に連続する。

◆キーワード

消化管

◆解 説

  口腔に始まり、咽頭、食道、胃、十二指腸、空腸、回腸、盲腸、結腸、直腸、肛門までを消化管という。このうち、十二指腸、空腸、回腸をまとめて小腸といい、盲腸、結腸、直腸をまとめて大腸という。

1. 咽頭は下部で、喉頭と下咽頭に分かれ、喉頭は気管へ、下咽頭は食道へ連続する。

2. 食道は噴門で胃と連続する。噴門から上部の胃を胃底部、中央を胃体部、出口手前を前庭部という。胃は幽門で十二指腸に連続する。

3. 4. 結腸は上行結腸、横行結腸、下行結腸、S 状結腸と連続し、S 状結腸は直腸に連続する。

5. 直腸は肛門に連続する。

【正解　2】

＜文 献＞

小野哲章ほか　編：臨床工学技士標準テキスト　第３版増補. 金原出版. 2019. P60～P61

◆過去５年間に出題された関連問題

  該当なし

[３３回－午前－問題１０]　創傷治癒について、二次治癒と比較した一次治癒の特徴はどれか。（臨床医学総論）

1. 組織修復は速やかである。
2. 開放創のままで治癒する。
3. 瘢痕組織を形成する。
4. 肉芽組織が多い。
5. 汚染の激しい感染創でみられる。

◆キーワード

創傷治癒　手術創の処置

◆解　説

　創傷とは、何らかの原因により身体の組織に物理的な損傷が加わった状態のことである。治癒過程は、浸出（炎症）期、増殖期、成熟期（瘢痕）期に分けられる。また、治癒形式は一次治癒、二次治癒、三次治癒に分けられる。

　創傷の二次治癒とは、受傷後時間が経過している・感染や異物混入を伴う・組織の喪失を伴うなどの場合にみられる治癒形態である。創傷治癒においては、上皮の移動やコラーゲン線維の添加・収縮、組織の再構成などが大量に行われる。一次治癒に比べて二次治癒（開放創）では、肉芽形成から瘢痕形成終了までにはるかに長時間を要する。瘢痕はより多く形成される。

1. 一次治癒のほうが速やかである。
2. 開放創のままで治癒するのは二次治癒である。
3. 瘢痕組織を形成しやすいのは二次治癒である。
4. 肉芽組織が多いのは二次治癒である。
5. 汚染の激しい感染創でみられるのは二次治癒である。

【正解　1】

＜文　献＞

篠原一彦ほか　編：臨床工学講座　臨床医学総論　第２版. 医歯薬出版. 2020. P32

小野哲章ほか　編：臨床工学技士標準テキスト　第３版増補. 金原出版. 2019. P85、P308、P570

◆過去５年間に出題された関連問題

[２８回－午後－問題１０]　　[２９回－午後－問題１０]　　[３１回－午後－問題１０]

[３２回－午前－問題６８]　　[３２回－午後－問題１０]

［３３回－午前－問題１１］　慢性閉塞性肺疾患（COPD）の画像所見で正しいのはどれか。（臨床医学総論）

   a. 肺の過膨張所見

   b. 横隔膜の平低化

   c. 心陰影の拡大

   d. 胸骨後腔の縮小

   e. 肺血管陰影の増強

    1. a、b　　　　2. a、e　　　　3. b、c　　　　4. c、d　　　　5. d、e

◆キーワード

慢性閉塞性肺疾患（COPD）

◆解　説

　慢性閉塞性肺疾患（COPD）は主にタバコ煙を主とする有害物質を長期に吸入することにより、肺の気道閉塞をきたす疾患である。肺の病態では、肺胞および微小気管支におけるプロテアーゼの活性化により肺胞タンパク質が減少し、含気部分の過膨張が生じる。

　気腫型 COPD の胸部 X 線では、肺野透過性亢進、末梢血管影狭小化、横隔膜平低化、滴状心を認める。CT では気道内腔の狭小化、気道壁の肥厚を認める。

1. 肺の過膨張所見がみられる。
2. 肺が過膨張するため横隔膜は平低化する。
3. 肺の過膨張を反映して心陰影はむしろ縮小する。
4. 胸骨後腔の肺も過膨張する。
5. 肺の過膨張を反映して肺血管陰影はむしろ減弱する。

【正解　1】

＜文　献＞

　篠原一彦ほか　編：臨床工学講座　臨床医学総論　第２版. 医歯薬出版. 2020. P50

　小野哲章ほか　編：臨床工学技士標準テキスト　第３版増補. 金原出版. 2019. P585

◆過去５年間に出題された関連問題

　　［２８回－午後－問題１１］　　［２９回－午前－問題１１］　　［３０回－午前－問題１１］

　　［３１回－午前－問題１１］　　［３２回－午前－問題１１］

　　a. 肺の下部に好発する。

　　b. 罹患率は近年減少に転じた。

　　c. 核酸増幅法 (PCR を含む) による診断が有用である。

　　d. ストレプトマイシンの副作用には聴力障害がある。

　　e. 内服治療期間は1ヶ月である。

　　1. a、b　　　2. a、e　　　3. b、c　　　4. c、d　　　5. d、e

◆キーワード

肺結核　核酸増幅同定検査 (PCR を含む)

◆解　説

　肺結核は結核菌に感染することにより発症する感染症である。主症状は微熱、頭痛、倦怠感などである。

a. 胸部X線所見では肺の上部に好発する。

b. 平成29年の結核による死亡数は2,303人 (概数) で、前年の1,892人に比べ411人増加した。

　　ただし、厚生労働省の2019年結核登録者情報調査年報集計結果では、2019年の結核による死亡数は2,088人
　　 (概数) で、前年の2,204人に比べ116人減少した。2019年に新たに結核患者として登録された者の数 (新登
　　録結核患者数) は14,460人で前年より1,130人減少した。罹患率 (人口10万対) は11.5であり、前年の12.3
　　より0.8 (6.5%) 減少した。

c. 結核菌のDNAを増幅するPCR法により、迅速診断が可能になった。

d. ストレプトマイシン (SM) の主要な副作用には、難聴、耳鳴、めまいなどの第8脳神経障害や急性腎不全等の
　　腎障害などがある。

e. 内服治療期間は、リファンピシン (RFP)、イソニアド (INH)、ピラジナミド (PZA) にエタンブトール (EB)
　　またはストレプトマイシン (SB) を加えた4剤併用で初期 (2ヶ月)、維持 (4～7か月) である。

【正解　4】

＜文　献＞

　篠原一彦ほか　編：臨床工学講座　臨床医学総論　第2版. 医歯薬出版. 2020. P45

　小野哲章ほか　編：臨床工学技士標準テキスト　第3版増補. 金原出版. 2019. P580

◆過去5年間に出題された関連問題

　［28回－午前－問題11］　　［28回－午後－問題22］　　［30回－午後－問題2］

　［30回－午後－問題17］　　［31回－午前－問題17］　　［32回－午後－問題11］

［３３回－午前－問題１３］　急性肺動脈血栓塞栓症について**誤っている**のはどれか。（臨床医学総論）

1. 長期臥床が誘因となる。
2. 表在静脈瘤内の血栓が剥離して発症する。
3. D－ダイマーの測定が診断に有用である。
4. 胸部造影 CT 撮影が診断に有用である。
5. 治療には抗凝固療法を行う。

◆キーワード

肺動脈血栓塞栓症　静脈血栓症

◆解説

　急性肺動脈血栓塞栓症は、深部静脈に生じた血栓が遊離し栓子となり、肺動脈を閉塞する病態である。原因の多くは下肢の深部静脈血栓である。長時間の臥床や同一肢位を余儀なくされる手術の後にも発生する。長時間の航空機搭乗客が降機時に発症するエコノミークラス症候群も肺動脈血栓塞栓症である。

1. 長期臥床で血流うっ滞を生じると深部静脈に血栓を生じやすくなる。
2. 表在静脈瘤よりも深部静脈瘤のほうが発症しやすい。
3. D-ダイマーの血中濃度の上昇は線維素溶解（線溶、フィブリン溶解）に伴って生じ、血栓塞栓症や凝固性亢進状態に付随するその他の症状の特徴であるフィブリン血栓が形成されたことを示す。
4. 造影 CT で肺血流途絶を確認することは診断に有用である。
5. 初期治療では、ヘパリンなどの抗凝固療法や組織プラスミノーゲンアクチベータ（t-PA）療法を行う。循環虚脱や心停止例では経皮的心肺補助装置（PCPS）による循環補助を行う。

【正解　2】

<文　献>

　篠原一彦ほか　編：臨床工学講座　臨床医学総論　第2版. 医歯薬出版. 2020. P66
　小野哲章ほか　編：臨床工学技士標準テキスト　第3版増補. 金原出版. 2019. P596～P597、P632

◆過去5年間に出題された関連問題

　　［２８回－午後－問題１２］　　［２９回－午前－問題３８］　　［３０回－午前－問題５］
　　［３０回－午前－問題１２］　　［３２回－午前－問題１２］　　［３２回－午後－問題４］

  a.　心房細動
  b.　心室頻拍
  c.　WPW 症候群
  d.　QT 延長症候群
  e.　Adams-Stokes 発作

  1.　a、b、c　　　2.　a、b、e　　　3.　a、d、e　　　4.　b、c、d　　　5.　c、d、e

◆キーワード

カテーテルアブレーション

◆解　説

　カテーテルアブレーションは心臓刺激伝導系に異常な経路が生じ、同定・焼灼が可能な場合に適応となる。心内心電図や3D マッピングなどにより不整脈の原因部位を調べる。

　適応疾患は、WPW 症候群、発作性上室性頻拍、心房細動、心房粗動、特発性心室頻拍、心室性期外収縮などである。

a.　以前は心房細動での異常伝導路は不明でありアブレーションの適応ではなかった。しかし近年では、左心房－肺静脈接合部の異常がその原因の90％を占めることが明らかになり、薬物療法などと組み合わせたアブレーション治療が行われるようになっている。
b.　特発性心室頻拍では、原因となる副伝導路もしくは異常部位の主なパターンが明らかにされており、アブレーションによる治療が有効である。
c.　WPW 症候群では特有の房室間異常伝導路を通して興奮が伝わる。この部分が焼灼の対象となる。
d.　QT 延長症候群にはさまざまな原因があるが、心室筋細胞イオンチャンネル分子の異常などが代表的であり、アブレーションで伝導路の一部を焼灼しても治療的意味は乏しい。
e.　Adams-Stokes 発作は徐脈性不整脈の症候であって、アブレーションとは関係がない。

【正解　1】

<文　献>

　篠原一彦ほか　編：臨床工学講座　臨床医学総論　第２版. 医歯薬出版. 2020. P111
　篠原一彦ほか　編：臨床工学講座　医用治療機器学　第２版. 医歯薬出版. 2020. P118〜P119

◆過去５年間に出題された関連問題

　［２８回－午前－問題１４］　　［２９回－午前－問題１４］　　［３０回－午後－問題１４］
　［３２回－午後－問題１４］

[３３回－午前－問題１５] 心筋梗塞の急性期合併症はどれか。（臨床医学総論）

a. 完全房室ブロック
b. 心室中隔穿孔
c. 弁輪部膿瘍
d. 冠動脈瘻
e. 心室細動

1. a、b、c　　　2. a、b、e　　　3. a、d、e　　　4. b、c、d　　　5. c、d、e

◆キーワード

心筋梗塞　合併症

◆解　説

　急性心筋梗塞は冠動脈内に形成されたアテロームが破綻し、血栓が形成されて冠動脈に閉塞や狭窄などをきたし、冠動脈内血流が途絶して、冠動脈に栄養されていた心筋が虚血状態になり壊死に至る病態である。

　心筋梗塞の機械的合併症は、急性期では左室自由壁破裂、心室中隔穿孔、僧帽弁乳頭筋断裂による急性僧帽弁逆流などがある。慢性期では左室瘤、虚血性心筋症、虚血性僧帽弁逆流などがある。

a. 房室結節への血流不足に伴い生じる。右冠動脈閉塞による急性下壁心筋梗塞に伴って生じることが多い。
b. 心室中隔の心筋壊死に伴い生じる。中隔枝は左冠動脈前下行枝の分枝であることから、左冠動脈前下行枝の閉塞に伴って生じることが多い。
c. 一般に心筋梗塞に心筋組織での局所感染を伴うことは少ない。弁輪部膿瘍は感染性心内膜炎などに伴って生じることが多い。
d. 冠動脈瘻の多くは先天性に形成されたものであり、急性心筋梗塞との関連は乏しい。
e. 心室細動の合併はしばしば認められる。心筋組織が壊死に陥っていく過程で電気生理学的に不安定になり、心室性不整脈の起点となる。重篤であると心室細動に至る。

【正解　2】

<文　献>

篠原一彦ほか　編：臨床工学講座　臨床医学総論　第２版. 医歯薬出版. 2020. P103
小野哲章ほか　編：臨床工学技士標準テキスト　第３版増補. 金原出版. 2019. P621～P622

◆過去５年間に出題された関連問題

[３１回－午前－問題１０]　　[３１回－午後－問題７４]　　[３２回－午後－問題４]

[33回-午前-問題16] 副腎皮質ホルモンはどれか。（臨床医学総論）

  a. アルドステロン

  b. コルチゾール

  c. カテコラミン

  d. グルカゴン

  e. 成長ホルモン

  1. a、b   2. a、e   3. b、c   4. c、d   5. d、e

◆キーワード

副腎皮質ホルモン

◆解 説

  副腎皮質ホルモンは、糖質コルチコイドであるコルチゾール、鉱質（電解質）コルチコイドであるアルドステロンおよび男性ホルモンであるアンドロゲンがある。

  副腎からの産生ホルモンと機能異常症を別表に示す。

部位	分泌細胞の部位	ホルモン	機能異常症
皮質	球状層	鉱質コルチコイド（アルドステロン）	アルドステロン過剰症 アルドステロン低下症
	束状層	糖質コルチコイド（コルチゾール）	コルチゾール過剰症（クッシング症候群） コルチゾール低下症
	網状層	男性ホルモン（アンドロゲン）	
髄質		カテコールアミン（エピネフリン・ノルエピネフリン）	カテコールアミン過剰症（褐色細胞腫）

a. アルドステロンは副腎皮質球状層から分泌される。調節にはアンジオテンシンⅡや血清カリウム濃度が関与する。

b. コルチゾールは副腎皮質束状層から分泌される。調節には下垂体前葉ホルモンのACTHが関与する。

c. カテコラミンはホルモンとしては副腎髄質から分泌される。調節には交感神経活性が関与する。

d. グルカゴンは膵ランゲルハンス島のα細胞から分泌される。調節には血糖値が関与する。

e. 成長ホルモンは下垂体前葉から分泌される。調節には視床下部ホルモンのGRHが関与する。

【正解 1】

＜文 献＞

篠原一彦ほか 編：臨床工学講座 臨床医学総論 第2版. 医歯薬出版. 2020. P131

◆過去5年間に出題された関連問題

  ［28回-午前-問題13］   ［31回-午後-問題7］   ［32回-午前-問題14］

　　a.　マイコプラズマ肺炎

　　b.　トラコーマ

　　c.　口腔カンジダ症

　　d.　クリプトコッカス脳脊髄炎

　　e.　肺アスペルギルス症

　　　1. a、b、c　　　2. a、b、e　　　3. a、d、e　　　4. b、c、d　　　5. c、d、e

◆キーワード

真菌感染症

◆解　説

　　真菌の胞子は空気中や土壌中に存在することが多く、真菌が体内に侵入して増殖し、発症する疾患群を真菌症という。真菌感染症は通常は肺や皮膚から始まり、免疫機能が低下しない限り重篤な真菌症は稀である。

　　真菌感染症は日和見感染症と原発性に分類される。日和見真菌感染症には、アスペルギルス症、カンジダ症、ムコール症、クリプトコッカス症、ニューモシスチス肺炎があり、急激に進行することもある。

a.　マイコプラズマ肺炎の原因菌であるマイコプラズマは真正細菌の一属であるが、細胞壁がない。マイコプラズマ肺炎は若年者で多くみられ、しつこい咳と発熱が特徴である。

b.　トラコーマはクラミジア・トラコマチス（Chlamydia trachomatis）によって生じる慢性結膜炎で、進行性の増悪および寛解が繰り返される。気温が高く乾燥した途上国の子どもたちの眼に感染がみられる。

c.　カンジダは口腔内の常在菌の一種である。免疫低下例では日和見感染症として口腔カンジダ症を生じることがある。

d.　クリプトコッカスは真菌であるが、脳脊髄炎を生じることがある。細菌性・ウイルス性の脳脊髄炎に比べて亜急性の経過をとることが多い。

e.　アスペルギルス症のほとんどは、免疫低下を有する者に日和見感染症として発症する。

【正解　5】

＜文　献＞

　　篠原一彦ほか　編：臨床工学講座　臨床医学総論　第２版. 医歯薬出版. 2020. P48

　　小野哲章ほか　編：臨床工学技士標準テキスト　第３版増補. 金原出版. 2019. P702

◆過去５年間に出題された関連問題

　　［２８回－午後－問題１６］　　［２９回－午後－問題１１］　　［３０回－午前－問題１５］

　　［３２回－午前－問題１７］

［３３回－午前－問題１８］ 腎盂腎炎の起因菌として最も多いのはどれか。（臨床医学総論）

1. 大腸菌
2. 溶血性連鎖球菌
3. 淋　菌
4. クラミジア
5. 黄色ブドウ球菌

◆キーワード

腎盂腎炎　尿路感染症　起炎菌

◆解　説

　腎盂腎炎は、腎盂や腎実質に起こる細菌感染症である。急性と慢性がある。起炎菌としては大腸菌をはじめとするグラム陰性桿菌が圧倒的に多い。尿道、膀胱、尿管からの上行性感染が多く、尿道の長さや位置から女性に多い。また、結石などで尿の通過障害がある場合に起こりやすい。

1. 大腸菌をはじめとするグラム陰性桿菌による感染が 80%以上を占めるとされる。
2. 小児に多い急性糸球体腎炎は、上咽頭の溶血性連鎖球菌感染に引き続き起こされるが、そのしくみは免疫複合体の糸球体への沈着による III 型アレルギーであり、尿路感染症である腎盂腎炎とは異なる。
3.4. 性病としての淋菌感染やクラミジア感染が上行性に腎盂腎炎を起こすことは稀である。
5. 黄色ブドウ球菌感染が血行性に腎盂腎炎を起こすことは稀である。

【正解　1】

＜文　献＞

篠原一彦ほか　編：臨床工学講座　臨床医学総論　第2版. 医歯薬出版. 2020. P162～P163

小野哲章ほか　編：臨床工学技士標準テキスト　第3版増補. 金原出版. 2019. P641

◆過去5年間に出題された関連問題

［２９回－午後－問題１７］　　［３１回－午後－問題１７］

　　a. 虫垂炎 ─────── McBurney 圧痛点

　　b. 食道癌 ─────── ヒトパピローマウイルス

　　c. クローン病 ─────── ヘリコバクターピロリ

　　d. 逆流性食道炎 ─────── 経口血糖降下薬

　　e. 慢性膵炎 ─────── 膵臓の石灰化

　　　1. a、b　　　2. a、e　　　3. b、c　　　4. c、d　　　5. d、e

◆キーワード

消化器系疾患

◆解　説

a. 虫垂炎は糞石などにより虫垂の内腔が閉塞し、細菌感染や循環障害により急性化膿性炎症を生じたものである。穿孔した場合は腹膜炎を起こすこともある。症状としては食欲不振や上腹部痛、悪心嘔吐で始まり、次第に痛みが右下腹部に移行し、発熱を伴う。腹部触診における McBurney 圧痛点（臍と右上前腸骨棘を結んだ線上の右側１／３）や Lanz 圧痛点（左右の上前腸骨棘を結んだ線上の右側１／３）が診断に用いられる。

b. 食道癌では喫煙や飲酒が危険因子となる。ヒトパピローマウイルスは子宮頸癌の原因となる。

c. クローン病は、潰瘍性大腸炎とともに炎症性腸疾患と呼ばれる腸の非感染性慢性炎症である。クローン病の原因は不明だが、遺伝的要因、環境要因（喫煙や食事）、自己免疫などが考えられている。ヘリコバクターピロリは慢性胃炎、胃十二指腸潰瘍、胃癌などの原因となる細菌である。

d. 逆流性食道炎は、胃酸を含む胃の内容物の食道内への逆流（胃食道逆流症）により食道粘膜に起こる炎症である。下部食道括約筋機能の低下などが原因となる。糖尿病治療に用いられる経口血糖降下薬との関連はない。

e. 慢性膵炎は膵臓の非感染性の慢性炎症であり、膵酵素による組織の持続的な破壊、線維化や石灰化（膵石）がみられる。症状としては上腹部の持続痛があり、食事後などに腹痛発作を繰り返し、やがて外分泌・内分泌機能の低下を起こす。原因としては、男性では飲酒によるアルコール性のものが多いが、女性では原因不明の場合が多い。

【正解　2】

＜文　献＞

　篠原一彦ほか　編：臨床工学講座　臨床医学総論　第２版. 医歯薬出版. 2012. P195〜P207

　小野哲章ほか　編：臨床工学技士標準テキスト　第３版増補. 金原出版. 2019. P665〜P672

◆過去５年間に出題された関連問題

　　［２９回－午前－問題１９］　　［３０回－午前－問題１８］　　［３１回－午前－問題２０］

　　［３２回－午前－問題１９］　　［３２回－午前－問題２０］

[３３回－午前－問題２０]　麻酔器呼吸回路の脱離を最も早く検知するのはどれか。（臨床医学総論）
1. カプノメータ
2. 食道温モニタ
3. 心電図モニタ
4. 観血式動脈圧モニタ
5. パルスオキシメータ

◆キーワード

麻酔器　モニタ

◆解　説

　麻酔において人工呼吸器の故障や呼吸管の外れ、リークなどにより換気が行われなくなることを呼吸回路の脱離という。麻酔時には各種のモニタによりバイタルサインを監視するが、このうちカプノメータは吸気と呼気における二酸化炭素分圧をモニタリングするもので、換気の停止を最も早く検知できる。これに対してパルスオキシメータは動脈血の酸素飽和度を非観血的にモニタリングするものだが、換気が停止してからかなりの時間が経たないと酸素飽和度の低下は検知できない。

2. 食道温は身体内部の温度（中枢温）に近いので手術中の体温モニタリングに用いられるが、呼吸回路の離脱でただちに体温が変化することはない。
3. 心電図は手術中の心臓の不整脈や虚血性変化のモニタリングに必須だが、呼吸回路の離脱でただちに心電図が変化することはない。
4. 観血式動脈圧モニタは末梢動脈に直接カテーテルを刺して継続的に血圧をモニタリングするものだが、呼吸回路の脱離でただちに血圧が変化することはない。

【正解　1】

<文　献>

　廣瀬　稔ほか　編：臨床工学講座　生体機能代行装置学　呼吸療法装置　第2版. 医歯薬出版. 2019. P179〜P202

　小野哲章ほか　編：臨床工学技士標準テキスト　第3版増補. 金原出版. 2019. P348〜P371、P707〜P709

◆過去５年間に出題された関連問題

［２８回－午後－問題２０］　　［２９回－午前－問題３０］　　［３０回－午前－問題２０］
［３１回－午後－問題２０］　　［３２回－午後－問題６４］

[３３回－午前－問題２１]　SOFA スコアの算出に使用されるのはどれか。（臨床医学総論）

  a.　血小板数

  b.　脈拍数

  c.　白血球数

  d.　血清ビリルビン値

  e.　血清クレアチニン値

  1. a、b、c　　　2. a、b、e　　　3. a、d、e　　　4. b、c、d　　　5. c、d、e

◆キーワード

集中治療　臓器障害　SOFA スコア

◆解　説

　集中治療医学では、急性に発生した生体の重要臓器の機能不全に対し、臓器機能を集中的に監視・評価したうえで病態に応じた治療を集学的に行い、臓器機能を回復させることを目的とする。重要臓器・機能には中枢神経系（脳）、循環器系、呼吸器系、腎臓、肝臓、血液凝固系が含まれる。これらの 6 つの臓器機能をそれぞれの指標の値により 0 点から 4 点までの 5 段階（4 点が最も重篤）で評価したものを SOFA（Sequential Organ Failure Assessment）スコアといい、敗血症による多臓器不全の評価にも用いられる（次表）。

	スコア	0	1	2	3	4
脳	Glasgow Coma Scale	15	13〜14	10〜12	6〜9	<6
循環器	平均動脈圧 (mmHg) と 使用昇圧薬 (μg／kg／分)	≧70	<70	ドパミン≦5 または ドブタミン	ドパミン 5.1〜15 または アドレナリン≦0.1 またはノルアドレナリン≦0.1	ドパミン>15 または アドレナリン>0.1 またはノルアドレナリン>0.1
呼吸器	PaO_2／FiO_2 (mmHg)	≧400	<400	<300	<200 +呼吸補助	<100 +呼吸補助
肝臓	ビリルビン (mg/dL)	<1.2	1.2〜1.9	2.0〜5.9	6.0〜11.9	>12.0
腎臓	クレアチニン (mg／dL) と 尿量（mL／日）	<1.2	1.2〜1.9	2.0〜3.4	3.5〜4.9 または <500	>5.0 または <200
血液凝固	血小板数 (×10³／μL)	150≧	<150	<100	<50	<20

b.　脈拍数は循環機能の指標としては使用されない。

c.　白血球数は血液凝固能の指標としては使用されない。

【正解　3】

<文　献>

篠原一彦ほか　編：臨床工学講座　臨床医学総論　第 2 版. 医歯薬出版. 2020. P271

小野哲章ほか　編：臨床工学技士標準テキスト　第 3 版増補. 金原出版. 2019. P714

古家　仁ほか　編：標準麻酔科学　第 7 版. 医学書院. 2018. P314

◆過去 5 年間に出題された関連問題

　[３２回－午前－問題２２]

[３３回－午前－問題２２]　脳死判定基準に含まれるのはどれか。（臨床医学総論）

  a.　瞳孔縮小

  b.　脳波徐波化

  c.　深昏睡

  d.　脳幹反射消失

  e.　自発呼吸消失

   1. a、b、c　　　2. a、b、e　　　3. a、d、e　　　4. b、c、d　　　5. c、d、e

◆キーワード

脳死

◆解　説

　脳死は脳のすべての機能が不可逆的に停止した状態である。脳幹部分を中心とする生命維持にかかわる脳の機能が失われると自発呼吸が消失し、そのままでは心臓死に至る。しかし人工呼吸器を装着し、静脈から必要な栄養を供給すれば、脳以外の臓器の機能をしばらくは維持できる。この状態が脳死であり、日本では 1997 年の臓器移植法により、臓器移植を前提とした場合のみ、脳死をヒトの死と認めている。脳死の判定基準は次の通りである。

　1. 深昏睡

    JCS 300、GCS 3 で深昏睡と判定

　2. 両側瞳孔径 4 mm 以上で、瞳孔固定

　3. 脳幹反射の消失（すべての項目を確認する）

  1) 対光反射の消失、2) 角膜反射の消失、3) 毛様脊髄反射の消失、4) 眼球頭反射の消失、5) 前庭反射の消失、

  6) 咽頭反射の消失、7) 咳反射の消失

　4. 平坦脳波

　5. 自発呼吸の消失

　法に基づく脳死判定はすべての項目を確認しなければならない。少なくとも 2 人以上の十分な経験のある医師が判定する。判定後 6 時間経過を観察して変化がないことを確認する。心停止や窒息などによる二次性脳障害の場合や 6 歳未満では、6 時間以上の観察期間をおく。

a. 脳死では瞳孔が散大したまま固定される。

b. 脳死では脳波が徐波（睡眠時のδ波）化するのではなく、平坦化する。

【正解　5】

＜文　献＞

　小野哲章ほか　編：臨床工学技士標準テキスト　第 3 版増補. 金原出版. 2019. P717～P718

　厚生労働省：法的脳死判定マニュアル. 2010.

◆過去 5 年間に出題された関連問題

　［３０回－午後－問題２２］

　a. 結核菌 ——————— 空気感染
　b. 緑膿菌 ——————— 接触感染
　c. 梅毒トレポネーマ ——— 飛沫感染
　d. リケッチア ——————— 空気感染
　e. C型肝炎ウイルス ——— 血液媒介感染

　1. a、b、c　　2. a、b、e　　3. a、d、e　　4. b、c、d　　5. c、d、e

◆キーワード

病原微生物　感染経路

◆解　説

　病原微生物の感染経路には大きく分けて集団内で感染が広がる水平伝播と、母から子に感染する垂直伝播があり、またヒトからヒトへの伝播と動物からヒトへの伝播がある。水平伝播をさらに分類すると、経口感染（食物感染）、接触感染、経気道感染（飛沫感染と空気感染）、経皮感染（節足動物媒介感染と血液媒介感染）などがある。飛沫感染と空気感染の違いは、前者は咳やくしゃみなどによる水滴（飛沫）を直接吸い込むことにより、後者は飛沫の水分が蒸発した小さな粒子（飛沫核）が空気中を長時間拡散することにより感染する。

a. 結核菌のほか、麻疹ウイルス、水痘ウイルスなどが空気感染する。

b. 緑膿菌は環境中に広く存在し、健康人には無害であるが、抵抗力が低下した入院患者などが汚染された手指や医療器具により接触感染して発症することがある（薬剤耐性緑膿菌による日和見感染、院内感染）。

c. 梅毒トレポネーマは性行為等により体液を通じて接触感染する。飛沫感染する病原体は百日咳菌、インフルエンザウイルス、風疹ウイルス、ムンプスウイルス等である。

d. リケッチアは発疹チフスやつつが虫病などを起こす病原微生物であり、ダニなどの節足動物により媒介感染する。

e. C型肝炎ウイルスのほか、B型肝炎ウイルス、HIVウイルスなどが輸血や針刺し事故等において血液により媒介感染する。

【正解　2】

＜文　献＞

小野哲章ほか　編：臨床工学技士標準テキスト　第3版増補. 金原出版. 2019. P699〜P704、P721〜P722

◆過去5年間に出題された関連問題

　［28回−午前−問題16］　　［28回−午後−問題22］　　［30回−午前−問題22］
　［31回−午前−問題24］　　［32回−午後−問題23］

[３３回－午前－問題２４]　スパイロメータで測定できる肺気量はどれか。(臨床医学総論)

a. 残気量

b. 肺活量

c. １回換気量

d. 全肺気量

e. 機能的残気量

1. a、b　　　2. a、e　　　3. b、c　　　4. c、d　　　5. d、e

◆キーワード

スパイロメータ　肺気量

◆解説

　スパイロメータは息を吹き込むことにより肺気量を測定し、呼吸機能を調べる機器である。呼気や吸気の流量を電子的に計測し、時間積分することにより肺気量を算出する。スパイロメータの用途は、基準値に対する肺活量 (%肺活量)、および呼気の１秒量を努力性肺活量で割った値 (１秒率) から、拘束性あるいは閉塞性の肺機能障害を診断することである。拘束性障害では主に%肺活量が低下し、閉塞性障害では主に１秒率が低下する。スパイロメータ単独では、最大呼気の後に肺内に残っている量 (残気量) を測定することはできない。

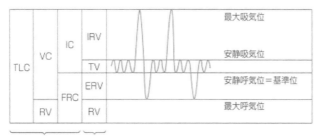

IC：最大吸気量, IRV：予備吸気量, FRC：機能的残気量, TV：１回換気量,
VC：肺活量, ERV：予備呼気量, TLC：全肺気量, RV：残気量

a. 残気量の測定にはヘリウムガス希釈法などの特殊な方法が必要である。

d. 全肺気量は肺活量に残気量を足したものである。

e. 機能的残気量は予備呼気量に残気量を足したものである。

【正解　3】

<文　献>

石原　謙ほか　編：臨床工学講座　生体計測装置学. 医歯薬出版. 2010. P143～P151

小野哲章ほか　編：臨床工学技士標準テキスト　第３版増補. 金原出版. 2019. P49～P50

◆過去５年間に出題された関連問題

[２９回－午前－問題２４]　　[２９回－午後－問題６]　　[３０回－午前－問題３０]

　　1. バセドウ病
　　2. 気管支喘息
　　3. 接触性皮膚炎
　　4. 自己免疫性溶血性貧血
　　5. 全身性エリテマトーデス

◆キーワード

免疫反応　Ｉ型アレルギー

◆解　説

　免疫反応が過剰にあるいは不適切に働くことにより生体に有害な症状が現れることをアレルギー（過敏症）という。免疫反応の様式からアレルギーを４種類（クームス分類）ないし５種類に分類する。Ｉ型は最も一般的なアレルギーで、抗原（アレルゲン）に対してＢリンパ球が産生したIgE抗体が肥満細胞の表面のIgE受容体に結合している。この抗体に抗原が結合することにより、肥満細胞からヒスタミンやロイコトリエンなどが放出され、血管の拡張や透過性亢進、気管支収縮などを起こす。抗原感作後数分以内に発症するので即時型アレルギーともいう。

1. バセドウ病では、甲状腺刺激ホルモン受容体に対する自己抗体が甲状腺細胞に結合することにより、持続的な刺激が起こって甲状腺ホルモンが過剰に産生される。Ⅱ型アレルギーのなかでも特殊なⅤ型アレルギーに分類される。

2. 気管支喘息のほか、食物アレルギー、アレルギー性鼻炎、じんま疹、花粉症、アトピー性皮膚炎、薬疹、アナフィラキシーショックなどがⅠ型アレルギーに分類される。

3. 接触性皮膚炎（うるしかぶれや金属アレルギー）、ツベルクリン反応、移植免疫（拒絶反応）などはⅣ型アレルギーに分類され、抗原提示細胞を通じて抗原に感作されたヘルパーＴリンパ球がサイトカインを産生し、マクロファージなどを刺激して炎症を起こす。抗体の関与しない細胞免疫によるアレルギーであり、抗原感作後数時間から数日を経て発症するので遅延型アレルギーともいう。

4. 自己免疫性溶血性貧血、血小板減少性紫斑病、不適合輸血などはⅡ型アレルギーに分類され、体内の細胞表面に抗体が結合することにより、補体が活性化して細胞膜の破壊や、NK細胞やマクロファージがこの細胞を攻撃する。細胞障害型アレルギーともいう。

5. 全身性エリトマトーデス、関節リウマチ、血清病などはⅢ型アレルギーに分類され、抗原と抗体の結合物（免疫複合体）が組織に沈着し、補体を活性化して細胞を破壊し、そこに好中球が浸潤して炎症を起こす。免疫複合体型アレルギーとも呼ばれる。なお、Ⅱ、Ⅲ、Ⅴ型アレルギーのうち自己抗体が関与するものは自己免疫性疾患と呼ばれる。

【正解　2】

<文　献>

篠原一彦ほか　編：臨床工学講座　臨床医学総論　第２版. 医歯薬出版. 2020. P275〜P277
小野哲章ほか　編：臨床工学技士標準テキスト　第３版増補. 金原出版. 2019. P127〜P128

◆過去５年間に出題された関連問題

　　［２８回−午後−問題２４］　　［２９回−午後−問題２１］　　［３２回−午前−問題２５］

[３３回－午前－問題２６] 商用交流雑音の対策として**誤っている**のはどれか。（生体計測装置学）

1. 測定器の電源回路にラインフィルタを挿入する。
2. 測定器の接地端子と接地極を接地線で接続する。
3. ベッドと接地極を接地線で接続する。
4. 信号線はシールドを施したものを用いる。
5. 患者とベッド間のシールドマットを接地極に接続する。

◆キーワード

商用交流雑音　ラインフィルタ

◆解 説

　生体計測における商用雑音の侵入経路には、漏洩電流（含む伝導雑音）、静電誘導、電磁誘導、外来電磁波などがあり、それぞれに対する対策がとられている。

1. 医療機器では、AC（交流）電源線がノイズの伝導路となることがあり、これを防ぐために AC 電源ラインフィルタ（電源ラインフィルタ）が使われる。ラインフィルタは、電源回路内ではなく医療機器と電源（コンセント）の間に挿入される。AC 電源線に侵入するノイズは、電圧レベルや波形のよりさまざまであるが、高周波ノイズとパルス性ノイズに分類される。したがってこのフィルタは、低域通過（高域遮断）特性をもつ受動フィルタである。
2. 測定器の導体殻につながる接地端子は、内部電荷により導体殻外側に生じる電荷を接地線によって接地極に導く。
3. ベッドと接地極を接続することによって伝導性の雑音の侵入を防ぐ。
4. 誘導コードに対する静電誘導雑音を防ぐため、誘導コード外皮にメッシュ状の細かな網（シールド）を巻き、それを接地極に接続する
5. 患者とベッド間のシールドマットを接地極に接続することによって外部雑音の侵入を防ぐ。

【正解　1】

<文 献>

　石原　謙ほか　編：臨床工学講座　生体計測装置学. 医歯薬出版. 2010. P13

◆過去５年間に出題された関連問題

　　［２９回－午前－問題２７］　　［３１回－午前－問題２７］

　　1. 第Ⅱ誘導は右足と右手間の電位差を記録する誘導である。
　　2. aVR 誘導は Wilson の結合電極を基準とした誘導である。
　　3. V1〜V6 の誘導は双極誘導である。
　　4. 標準肢誘導の間にはⅢ＝Ⅰ＋Ⅱの関係がある。
　　5. 単極肢誘導の間には aVR＋aVL＋aVF＝0 の関係がある。

◆キーワード

標準 12 誘導　Wilson の結合電極　双極誘導

◆解　説

1. 第Ⅱ誘導は、右手と左足間の電位差を記録する誘導である。心臓の刺激伝導路に沿った誘導でありＰ波、ＱＲＳ波、Ｔ波は比較的明瞭であることから心電図で計測される時間の測定に用いられる。

2. aVR 誘導は、右手の単極肢誘導である。単極誘導において必要とされるのは基準点（０点）であり、体表面の２点の電極のうち片方が０であれば絶対値の変動をとり出すことができる。しかし、導体である人体では生きている限り０点はありえない。そこでウイルソンは、右手、左手、左足に５kΩの抵抗を入れて一点に結合することによってその結合点に電位変化がない（０）ことを示した（ウイルソンの結合電極）。ウイルソンの結合電極を用いた右手の単極肢誘導は、VR と記される（右手とウイルソンの結合電極間）。ゴールドバーガは、ウイルソンの結合電極から測定部位を外して結合電極を形成することによっても単極肢誘導が測定可能（右手の単極誘導では、右手と左手＋左足の結合点間）であることを示した。ゴールドバーガの結合電極を用いた場合は、その電位がウイルソンによる測定電位の 1.5 倍となる（この場合は aVR と記される）。

3. V1〜V6 誘導は、胸部単極誘導である（それぞれ電極位置は異なる）。単極誘導としての基準点（０点）は、ウイルソンの結合電極が用いられている。

4. 心臓の起電力は、大きさと方向を持っておりベクトルとして考えることができる。アイントーベンの三角形（下図1)）が示すようにⅡ誘導は、Ⅰ誘導とⅢ誘導の加算で示すことができる。

5. 単極肢誘導の誘導軸（下図 2)）を平行移動すると aVR＋aVL＋aVF が 0 となることを示すことができる。

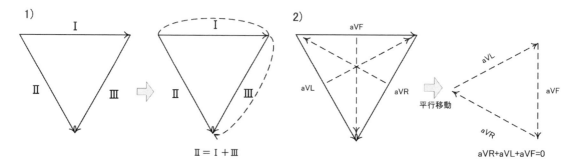

1)　Ⅰ　Ⅱ　Ⅲ　⇒　Ⅰ　Ⅱ　Ⅲ
Ⅱ＝Ⅰ＋Ⅲ

2)　aVF　aVL　aVR　平行移動　aVL　aVF　aVR
aVR+aVL+aVF=0

【正解　5】

＜文　献＞

　石原　謙ほか　編：臨床工学講座　生体計測装置学. 医歯薬出版. 2010. P52

◆過去５年間に出題された関連問題

　　［２８回－午前－問題２７］　　［３２回－午前－問題２８］

[３３回－午前－問題２８] トランジットタイム型超音波血流計の特徴で正しいのはどれか。（生体計測装置学）

a. 伝搬時間を利用する。
b. 複数チャネルの同時計測が可能である。
c. ゼロ点補正が必要である。
d. 体表面からの測定が可能である。
e. 一つの超音波振動子で計測できる。

1. a、b　　　2. a、e　　　3. b、c　　　4. c、d　　　5. d、e

◆キーワード

トランジットタイム型超音波血流計

◆解　説
　超音波を利用した血流量の測定には、ドプラ法に代表される反射法とトランジットタイム型超音波血流計に代表される透過法がある。トランジットタイム法は、ドプラ効果による周波数偏移を測定するのではなく、血流に対して順行方向と逆行方向に超音波を照射したとき、その到達時間や位相が異なることを測定原理としている。血中に照射された超音波は、音響インピーダンスの異なる部分（この場合は赤血球）でその一部が反射、透過するがその赤血球自体が移動することによって超音波の照射方向によって到達時間が速くなったり、遅くなったりすることを利用している。

1. 血流に対して順行方向と逆行方向にそれぞれ超音波を照射してその到達時間差から血流速度を求める。
2. 複数センサーがあれば同時測定も可能となる。
3. 到達時間差、位相変化から血流速度を測定しているためゼロ点補正を必要としない。
4. 血管を挟む必要がある（侵襲的測定法）ため体表面からの測定は不可能である。
5. 血流に対して伝播時間を測定するため、順行方向と逆行方向にそれぞれに超音波振動子を必要とする。

【正解　1】

<文　献>
　石原　謙ほか　編：臨床工学講座　生体計測装置学. 医歯薬出版. 2010. P122～P125
　見目恭一　編：臨床工学技士　グリーンノート　臨床編. メジカルビュー社. 2014. P122

◆過去５年間に出題された関連問題
　　［２８回－午後－問題２８］　　［３２回－午前－問題２９］

[３３回－午前－問題２９]　差圧式呼吸流量計に用いられているのはどれか。（生体計測装置学）

a. タービン型
b. ベネディクト・ロス型
c. フライシュ型
d. リリー型
e. ローリングシール型

1. a、b　　　2. a、e　　　3. b、c　　　4. c、d　　　5. d、e

◆キーワード

差圧式呼吸流量計

◆解　説

　気流の中に抵抗が存在するとその両端に流量に比例した圧力差（差圧）が生じる。これを利用した流量計を差圧流量計（ニューモタコメータ）と呼ぶ。気流中に置く抵抗体によって層流式、乱流式に大別される。

a. タービン型（羽根車式）換気量計は、風車が気流の速度に応じて回転数を増すことを利用した換気量計である。
b. ベネディクト・ロス型流量計は、金属製の内筒を円筒状水槽に浮かせた（水によるシール）構造である。気流量は、底面積（内筒断面積）と移動した高さによって計算される。
c. フライシュ型は、ニューモタコメータの中でも抵抗体としてステンレス細管を用いており層流式に分類される。
d. リリー型は、ニューモタコメータの中でも抵抗体としてステンレス金網を用いる。
e. ローリングシール型は、シリンダの中をピストンが移動する機構をもった装置である。ピストンの動きから体積を求め、流量を測定する（ベネディクト・ロス型と同じ）。シリンダとピストンの間をシリコン製の薄い膜で覆って気流の漏れを防いでいる。ピストンが必要なことから装置自体が大きくなる、周波数特性が差圧式、熱線式にくらべ劣るなどの短所がある。長所としては測定するガスの種類に影響されない、気量の測定精度が高いなどがある。

【正解　4】

<文　献>

石原　謙ほか　編：臨床工学講座　生体計測装置学. 医歯薬出版. 2010. P147〜P148
小野哲章ほか　編：臨床工学技士標準テキスト　第３版増補. 金原出版. 2019. P490〜P492

◆過去５年間に出題された関連問題

[２８回－午前－問題２８]　　[３１回－午前－問題３１]

[３３回－午前－問題３０]　血液ガス測定におけるpH電極に用いられる測定法はどれか。（生体計測装置学）
　　1. ポテンショメトリック法
　　2. アンペロメトリック法
　　3. ボルタンメトリック法
　　4. インピーダンス法
　　5. ポーラログラフィ法

◆キーワード
ポテンショメトリック法　pH電極

◆解　説
　pHはガラス電極法（ポテンショメトリック法）により測定される。ガラス電極法は、ガラス電極と比較電極を必要とする。ガラス電極では、ガラス膜の外側に吸着した被検液中の水素イオンにより膜内外に電位差が生じる。これは、水素イオン濃度（pH）に依存するが、これだけでは絶対値を測定することが困難であるため、参照電極が発生する電位差との差をもって水素イオン濃度により生じた電位差としている。比較電極は、一定温度では常に一定電位を示す電極である。

1. 測定電極の性質に合わせて電位差を測定する方法をポテンショメトリック法という。pH電極に使われるガラス電極は、上述のように水素イオンにより生じる電位差を測定することからポテンショメトリックに分類される。
2. 酸素や過酸化水素などの電極物質の濃度変化を電流として検出する方式をアンペロメトリック法と呼ぶ。代表的なアンペロメトリック法にクラーク電極（酸素電極）がある。陰極（白金）において、測定対象（酸素）と陽極（Ag-AgCl）から供給される電子、H_2Oによる化学反応から酸素に比例して生じる還元電流を酸素分圧として測定する。
3. ボルタンメトリック法は、電気化学における分析法のうち、電極電位を連続的に変化させて流れる電流を計測、解析する方法である。
4. 生体に電流を流しそのインピーダンス変化から生体情報を求める方法をインピーダンス法という。胸部に貼った心電図電極に高周波電流を流し、そのインピーダンスが吸気に上昇、呼気に減少することから呼吸回数を測定可能である（インピーダンスプレスティモグラフィ）。換気量の測定には用いられない。他に胸郭のインピーダンス変化が１心拍ごとに異なりこの変化が心臓の拍出量と関係があることから、心拍出量のモニタリング法として研究されている（インピーダンスカルディオグラフィ）。
5. ポーラログラフィ法は、ボルタンメトリック法の基礎となった方法である。両者とも金属電極に電圧を印加するが、ポーラログラフィ法では金属電極と滴下水銀滴電極を用いるところが異なる。2つの電極に印加された電圧と電極を浸した溶液の状態に応じて、異なる電流が生じることから溶液中の測定対象を調べるために用いられる。この電流－電位曲線をポーラログラムという。

【正解　1】

<文　献>
石原　謙ほか　編：臨床工学講座　生体計測装置学. 医歯薬出版. 2010. P167～P169
小野哲章ほか　編：臨床工学技士標準テキスト　第3版増補. 金原出版. 2019. P493～P494

◆過去5年間に出題された関連問題
　　［29回－午後－問題29］

[３３回－午前－問題３１] 耳式赤外線体温計について正しいのはどれか。（生体計測装置学）

a. 鼓膜から放射される赤外線を検出している。
b. 核心温に近い体温が計測できる。
c. 量子型赤外線検出器が用いられている。
d. 体温の連続測定に適している。
e. 外耳道に炎症があると測定値に影響を与える。

1. a、b、c　　　2. a、b、e　　　3. a、d、e　　　4. b、c、d　　　5. c、d、e

◆キーワード

耳式赤外線体温計　サーモパイル

◆解　説

　耳式赤外線体温計は、物体から放射された赤外線の放射エネルギーを非接触で測定して、その物体表面（鼓膜）の温度を求める機器である。非接触による赤外線体温計のセンサには、サーモパイルがある。サーモパイルは、赤外線吸収体の温度上昇（赤外線による）を熱電対の温接点に基づく熱起電力として温度を求めることを可能にする。

a. 鼓膜から放射される赤外線を検出している。
b. 鼓膜温は、鼓膜付近を走行する動脈の血液温度を反映し、核心温に近い体温を示す。
c. 赤外線センサは、量子型と熱型に大別される。耳式赤外線体温計に利用されるサーモパイルや焦電体センサは、赤外線をそのまま検出するのではなく、赤外線による温度上昇を検出することから熱型に分類される。
d. 耳式赤外線体温計の測定時間は１秒以内と非常に迅速であるが、連続測定には適していない。
e. 外耳道に炎症があると測定値に影響を与えることがある。

【正解　2】

<文　献>

　石原　謙ほか　編：臨床工学講座　生体計測装置学. 医歯薬出版. 2010. P191

◆過去５年間に出題された関連問題

　［３０回－午前－問題３０］

　　a．空間分解能は超音波診断装置より高い。
　　b．臓器のＸ線に対する吸収係数を画像化している。
　　c．血管や胃などの管腔臓器の撮影が可能である。
　　d．深部臓器よりも表在性の臓器の撮影に適している。
　　e．Ｘ線を単一方向から照射している。

　　　1．a、b　　　2．a、e　　　3．b、c　　　4．c、d　　　5．d、e

◆キーワード

Ｘ線CT

◆解　説

　　X線CT（computed tomography）装置は、人体各部の横断断層像を撮影可能な診断装置として広く普及している。Ｘ線管から細く絞られたビームを人体横断面に照射しその透過強度（吸収）を検出器で測定している。続いて一定角度ずらし、最終的には360度測定し被検断面のＸ線吸収係数像を作成する。

a．Ｘ線CTの空間分解能は、スライス厚、投影データ数（検出器チャンネル、view数など）、画像マトリクス数により異なるが1mm以下の構造を分離可能である。超音波診断装置でも使用される周波数によるが、臨床診断に利用される範囲でＸ線CTと遜色ない空間分解能が得られる。
b．臓器のＸ線に対する吸収係数を画像化している。
c．血管や胃などの管腔臓器の撮影には造影剤が使われる。
d．表在性の臓器の定義にもよるが、乳房、甲状腺にもＸ線CTが利用される。表在性の臓器のほうが、深部臓器よりも適しているとはいえない。
e．Ｘ線を単一方向から照射、反対側に位置する検出器によって透過強度を測定、その後一定角度ずらし、最終的には360度測定する。

【正解　5】

＜文　献＞

　　石原　謙ほか　編：臨床工学講座　生体計測装置学．医歯薬出版．2010．P232～P237
　　辻岡勝美：Ｘ線ビギナーズセミナーテキスト．日本放射線技術学会中部部会．2001．

◆過去５年間に出題された関連問題

　　［２９回－午後－問題２９］　　［３０回－午後－問題３１］　　［３１回－午後－問題３０］

　　a. 挿入部の消毒は不要である。

　　b. 導光用ファイバは炭素繊維製である。

　　c. 観察と同時に治療が可能である。

　　d. 管腔臓器の表在性病変の診断に使用される。

　　e. 撮像に CCD が使用される。

　　1. a、b、c　　　2. a、b、e　　　3. a、d、e　　　4. b、c、d　　　5. c、d、e

◆キーワード

電子内視鏡　導光用ファイバ

◆解 説

　　電子内視鏡は、体内に入る挿入部（対物レンズ、CCD、送気・送水チューブ、アングルワイヤ、鉗子孔、ライトガイドファイバ）と操作部（送気・送水ボタン、吸引ボタン、アングルノブ、鉗子孔シャッター）に大別される。電子内視鏡では、CCD 画像をモニタで観察する。そのほか光源につながるコネクターがある。

a. 挿入部も消毒が必要である。内視鏡の消毒には、フタラールやグルタラールなどが使われる。

b. 導光用ファイバはグラスファイバーが利用される。

c. 内視鏡では、観察と同時に治療が可能である。大腸内視鏡では、肛門から挿入した内視鏡を用いて大腸の癌を切除するポリペクトミー、内視鏡的粘膜切除術（EMR）、内視鏡的粘膜下層剥離術（ESD）が行われる。

d. 管腔臓器の表在性病変の診断に使用される。

e. CCD によって撮像した画像をモニタに投影して複数の医師が同時に観察できる。

【正解　5】

＜文　献＞

　　石原　謙ほか　編：臨床工学講座　生体計測装置学. 医歯薬出版. 2010. P285〜P304

◆過去5年間に出題された関連問題

　　［30回−午後−問題32］　　［31回−午後−問題30］

[３３回－午前－問題３４]　正しい組合せはどれか。（医用治療機器学）
  a. ESWL ——————— 音　波
  b. 除細動器 ——————— パルス波
  c. 電気メス ——————— 高周波
  d. 電気焼灼器 ——————— 極超短波
  e. IABP ——————— 超音波

  1. a、b、c　　　2. a、b、e　　　3. a、d、e　　　4. b、c、d　　　5. c、d、e

◆キーワード

音波　高周波　電磁波

◆解　説

治療機器では何らかの物理エネルギーを人体に作用させることにより目的とする治療効果を得ることができる。

a. ESWL（Extracorporeal Shock Wave Lithotripsy、体外衝撃波結石破石術）は、胆石などの結石に体外より発生した水中衝撃波を収束させることで破石する治療法である。水中衝撃波は音波の一種である。

b. 除細動器は、心臓に大きな直流電流をパルス状に流し致死性の不整脈等を停止させて、正常な拍動に戻す。出力エネルギーはパルス波として印加される。

c. 電気メスは、高周波電流を生体に流すことで生じるジュール熱を用いて切開・凝固等を行う。

d. 電気焼灼器は、発熱体に電流を流し高温の熱エネルギーを用いて患部を焼灼する、主に乾電池などの直流を用いる。極超短波を用いるものにマイクロ波治療器がある。

e. IABP（Intraaortic Balloon Pumping、大動脈内バルーンパンピング）は、循環補助装置の一つで下行大動脈に挿入したバルーンの拡張・収縮によって生じる機械力（形態としては動圧になる）を用いる。超音波を用いる治療機器には超音波凝固切開装置や超音波吸引装置などがある。

【正解　1】

<文　献>

篠原一彦　編：臨床工学講座　医用治療機器学　第２版. 医歯薬出版. 2018. P4、P211

◆過去５年間に出題された関連問題

　[２９回－午前－問題３３]　　[３０回－午後－問題３３]　　[３１回－午前－問題３４]
　[３２回－午前－問題３４]

[３３回－午前－問題３５]　植込み型心臓ペースメーカについて正しいのはどれか。（医用治療機器学）

a. 心房内にジェネレータを留置する。

b. 左房に心内膜電極を留置する。

c. ICHD（NBG）コードの T はトリガを意味する。

d. 刺激パルス幅は 0.5 ms 前後である。

e. 電極装着後の刺激閾値は不変である。

　1. a、b　　　2. a、e　　　3. b、c　　　4. c、d　　　5. d、e

◆キーワード

植込み型心臓ペースメーカ　ICHD（NBG）コード

◆解　説

　植込み型心臓ペースメーカは、心臓の電気的興奮や伝達が障害された場合に電気刺激を与え心筋の興奮を誘発する。

a. 植込み型心臓ペースメーカは、電気パルスを発生するジェネレータと生成したパルスを刺激部位に導く電極リードで構成される。ペースメーカの植込みは、通常、右あるいは左前胸部を切開し鎖骨の下縁の大胸筋と皮下組織の間に作成したポケットにジェネレータを留置する。

b. 心内膜電極は、表在静脈（鎖骨下静脈等）から挿入し右房や右室に留置される。

c. ペースメーカの機能はICHD（NBG）コードで表される。1 文字目はペーシング部位、2 文字目はセンシング部位、3 文字目は刺激の制御方法を表す。1～2 文字目で部位を表現するとき、心房はA、心室はV、両方の場合はD となる。3 文字目は自己心拍があったときにペースメーカの刺激を抑制する場合はI、同期刺激（トリガ）を行う場合はT と表現する。

d. 基本的には、ジェネレータから出力されるパルスレートはパルス振幅 3 V、パルス幅 0.5 ms 程度である。

e. 心筋への電極装着後、電極接触部の繊維化が生じるので、電極装着 2～4 週間後に刺激閾値は装着時の 2 倍以上に上昇する。その後はやや低下して安定する。

【正解　4】

<文　献>

　篠原一彦　編：臨床工学講座　医用治療機器学　第 2 版. 医歯薬出版. 2018. P64～P88

◆過去5年間に出題された関連問題

　　［28回－午前－問題35］　　［29回－午前－問題35］　　［29回－午後－問題34］

　　［30回－午後－問題33］　　［32回－午前－問題33］

［３３回－午前－問題３６］　除細動器について正しいのはどれか。(医用治療機器学)
1. 交流除細動方式が一般的である。
2. 単相性波形が一般的である。
3. 通電時間は0.1〜0.5秒である。
4. 4000 J 前後で体外通電する。
5. 体内通電時の出力は体外通電時の10〜20%程度にする。

◆キーワード

除細動器　単相性波形　二相性波形

◆解　説

　除細動器は２つの電極を介し心臓に直流電流を流すことにより、頻脈性不整脈を洞調律に戻すための治療機器である。

1. 過去には交流式のものも存在したが、現在では直流除細動方式が主流である。
2. 出力波形は二相性（バイフェージック）が一般的である。単相性（モノフェージック）に比べて二相性ではより少ないエネルギーで除細動を行うことができる。
3. 通電時間は、単相性で20〜40 ms、二相性で5〜20 ms となる。
4. 日本蘇生協議会の「蘇生ガイドライン2015」では、成人の心室性不整脈に対する体外通電の場合、単相性では360 J、二相性では150 J から開始する、とされている。
5. 体内直接通電では成人で20〜60 J、小児で5〜20 J であり、体外通電時の10〜20%に相当する。

【正解　5】

＜文　献＞

　篠原一彦　編：臨床工学講座　医用治療機器学　第２版. 医歯薬出版. 2018. P34〜P64
　日本蘇生協議会：JRC 蘇生ガイドライン　第２章　成人の二次救急処置（ALS）
　　https://www.japanresuscitationcouncil.org/jrc 蘇生ガイドライン 2015/

◆過去５年間に出題された関連問題

　［２８回－午後－問題３３］　　［２９回－午前－問題３４］　　［３０回－午後－問題３４］
　［３１回－午後－問題３４］　　［３２回－午後－問題３２］

[３３回－午前－問題３７]　心臓血管作動薬の静脈内持続投与時に推奨すべきものはどれか。(医用治療機器学)

1. ローラ型ポンプ
2. フィンガ型ポンプ
3. シリンジ型ポンプ
4. ボルメトリック型ポンプ
5. 自然滴下式

◆キーワード

ローラ型ポンプ　フィンガ型ポンプ　シリンジ型ポンプ　ボルメトリック型ポンプ

◆解　説

　薬液投与などに使用される輸液ポンプは送液原理の違いにより、機械注入方式、自然滴下方式、与圧注入方式の3つに分類される。そのうち機械注入方式は、ペリスタルティック方式（ローラ型、フィンガ型）、ピストンシリンダ型（ボルメトリック型、シリンジ型）に分類される。各々制御方式や使用目的が異なり輸液療法において適正な機器選択が求められる。心臓血管作動薬のように少量でも循環器系に影響を与える薬剤の投与には、微量輸液が可能で流量精度の高いものが必要となる。

1. 大量輸液や輸血に向いており、微量での流量精度を求められる輸液には不向きである。
2. ローラポンプよりも流量精度は高いが、微量での流量精度を求められる輸液には不向きである。
3. 流量精度も高く微量点滴に適している。
4. 流量精度も高く微量点滴にも適しているが、シリンジ型ポンプに比べると専用カートリッジが高価であり操作も複雑であることから不向きである。なお、JIS T 0601-2-24：2018で規定された「ボルメトリック型ポンプ」と本問題の題意は異なる。本問題の「ボルメトリック型ポンプ」は従来の規格 JIS T 0601-2-24：2005で規定された「ピストン、シリンダ、バルブから構成される専用カートリッジを用いて薬液を送り出す」ポンプを表すと考えられる。JIS T 0601-2-24：2005は2021年2月28日まで適応が認められている。
5. 滴下センサで滴下数を検出しチューブを圧閉するオクルーダで構成される輸液ポンプである。心臓血管作動薬のように微量でも循環器系に影響を与える薬剤の投与での使用は不適切である。

【正解　3】

<文　献>

　篠原一彦　編：臨床工学講座　医用治療機器学　第2版. 医歯薬出版. 2018. P119〜P123

◆過去5年間に出題された関連問題

　[２８回－午前－問題３６]　　[２９回－午後－問題３６]　　[３１回－午後－問題３４]
　[３２回－午後－問題３４]

［３３回－午前－問題３８］　ESWL の適応で**ない**尿路結石はどれか。（医用治療機器学）

a. 上部尿管結石

b. 中部尿管結石

c. 下部尿管結石

d. 膀胱結石

e. 尿道結石

1. a、b、c　　　　2. a、b、e　　　　3. a、d、e　　　　4. b、c、d　　　　5. c、d、e

◆キーワード

ESWL　尿管結石　膀胱結石　尿道結石

◆解　説

　ESWL：Extracorporeal Shock Wave Lithotripsy（体外衝撃波結石破石術）は胆石などの結石に、体外より発生した水中衝撃波を収束させることで破石する治療法である。現在の結石治療は、腎結石・上部尿路結石に対しては ESWL を第一選択とするが、下部尿路結石などには、PNL：percutaneous nephrolithotripsy（経皮的腎尿管破石術）や TUL：transurethral lithotomy（経尿道的尿管破石術）も選択の対象となる。

a. b. ESWL が第一選択となる。

c. TUL が第一選択となる。結石の長径次第では ESWL も適応となる場合がある。

d. e. 尿道からのアプローチがしやすいため TUL が適応となる。

【正解　５】

<文　献>

篠原一彦　編：臨床工学講座　医用治療機器学　第２版. 医歯薬出版. 2018. P97～P110

日本泌尿器科学会ほか　編　尿路結石症診療ガイドライン　第２版　2013年版. P31～P32

◆過去５年間に出題された関連問題

［２８回－午後－問題３４］　　［２９回－午後－問題３５］　　［３０回－午前－問題３４］

［３１回－午前－問題３６］　　［３２回－午前－問題３６］

1. 気腹には酸素を使用する。
2. 気腹によって血圧は上昇する。
3. 気腹中の電気メス使用は禁忌である。
4. 肺動脈血栓塞栓症対策が必要である。
5. 手術用ロボットは無人手術が可能である。

◆キーワード

内視鏡外科手術　気腹　手術用ロボット

◆解　説

　内視鏡外科手術とは、体壁に開けた５～10 mm の小孔から内視鏡や細径の治療器具（電気メスなど）を挿入して行われる低侵襲手術である。

1. 腹腔内での内視鏡操作には作業空間が必要である。二酸化炭素を腹腔内に送気し膨満させることによって作業空間を得る。二酸化炭素は体内に残留しても吸収され、かつ不燃性であることから用いられる。
2. 気腹によって静脈還流が低下し血圧が低下することがある。
3. 二酸化炭素で気腹するため電気メスの使用は可能である。
4. 気腹によって下肢の静脈還流が障害され血栓が生じやすいので、肺動脈血栓塞栓症対策が必要である。弾性ストッキングの着用や間欠的な空気圧迫法の実施、低用量未分画ヘパリンの投与などがある。
5. 手術用ロボットは外科医が操作を行う操作用コンソール、実際に患者の患部を処置するマニピュレータなどから構成されている。すべてが自動化されているわけではなく、無人手術は不可能である。

【正解　4】

＜文　献＞

篠原一彦　編：臨床工学講座　医用治療機器学　第２版. 医歯薬出版. 2018. P196～P202

日本循環器学会ほか　編：肺血栓塞栓症および深部静脈血栓症の診断、治療、予防に関するガイドライン（2017年改訂版）. P70～P71

◆過去５年間に出題された関連問題

　　　［２８回－午前－問題３９］　　　［２９回－午前－問題３８］　　　［３０回－午後－問題３８］
　　　［３１回－午後－問題３６］　　　［３２回－午前－問題３９］

[33回-午前-問題40]　医療機器とその有害事象との組合せで適切で**ない**のはどれか。（医用機器安全管理学）

1. マイクロ波加温装置 ——————— キャビテーション
2. 熱希釈式心拍出量計 ——————— 不整脈
3. 経皮的酸素分圧モニタ ——————— 水　疱
4. 電気メス ————————————— 熱　傷
5. レーザメス ————————————— 眼傷害

◆キーワード

ハイパーサーミア（マイクロ波加温装置）

◆解　説

　医療機器にはさまざまなエネルギーが用いられる。そのエネルギーに対する生体反応をもとに、副作用として生じる人体への障害（有害事象）が顕在化する。

1. マイクロ波加温装置とはハイパーサーミア装置の一種で、癌温熱療法に用いられる。有害事象として、癌細胞の加熱に伴う正常細胞の痛みの出現や癌細胞自体の熱への耐性が生じることがあげられる。キャビテーションは超音波エネルギーによって生じるが、マイクロ波加温装置ではキャビテーションは生じない。
2. 熱希釈法による心拍出量の計測は、肺動脈カテーテルを用いて冷却された生理食塩液を投与して行う。そのため、カテーテルを血管・心腔内に挿入する際に心筋に触れることがあり、その際に不整脈が生じる。
3. 経皮的酸素分圧モニタは、酸素の透過性を向上させるため測定部位を加温して測定を行う。そのため長時間の装着で水疱が生じるおそれがある。
4. 電気メスは高周波電流による熱作用を原理としている。その電流が流れる経路と回収の過程で、切開・凝固（電気メスの作用）を目的としない箇所での電流密度の上昇が熱傷を引き起こす。
5. 眼の光への反応にはさまざまな機序がある。例えば角膜は紫外線・赤外線を吸収しやすく、近赤外線や可視光線は網膜に到達しやすい。そのため強い光エネルギーによって眼傷害が生じやすい。レーザメスでは特定の波長のレーザが人体に作用するため、適切な使用法と防御を行わなければ眼に傷害が生じる。

【正解　1】

<文　献>

篠原一彦ほか　編：臨床工学講座　医用機器安全管理学　第2版. 医歯薬出版. 2015. P7～P29

篠原一彦　編：臨床工学講座　医用治療機器学　第2版. 医歯薬出版. 2018. P209～P218

石原　謙ほか　編：臨床工学講座　生体計測装置学. 医歯薬出版. 2010. P134～P140、P172～P174

◆過去5年間に出題された関連問題

［28回-午前-問題40］　　［30回-午前-問題40］

[３３回－午前－問題４１]　医用電気機器に関する個別規格はどれか。（医用機器安全管理学）

  a. JIS T 0601-1

  b. JIS T 0601-1-1

  c. JIS T 0601-1-2

  d. JIS T 0601-2-1

  e. JIS T 0601-2-2

  1. a、b　　　　2. a、e　　　　3. b、c　　　　4. c、d　　　　5. d、e

◆キーワード

JIS（日本工業規格）

◆解　説

　電気で動作する医用電気機器は電気的安全を考慮しなければならない。その基本規格を定めているのが JIS（日本産業規格：Japan Industrial Standards）である。JIS 規格はアルファベット１文字と４桁の数字の組み合わせで表記され、ME 機器に関係するものにはアルファベットの T が割り当てられている。「医用電気機器－第１部：基礎安全及び基本性能に関する一般要求事項」は JIS T 0601-1 とされている。また JIS T 0601-1 を基本規格として、それを補足する副通則がある。例えば JIS T 0601-1-1 は「医用電気機器－第１部：基礎安全及び基本性能に関する一般要求事項－第１節：副通則－医用電気システムの安全要求事項」である。さらに ME 機器ごとの規格を定める個別規格（個別要求規格）は JIS T 0601-2 である。

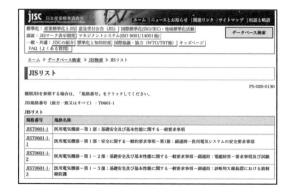
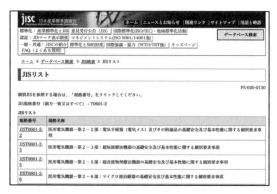

日本産業標準調査会（JISC）－JIS 検索より JIS T 0601 の検索画面より一部抜粋

https://www.jisc.go.jp/app/jis/general/GnrJISSearch.html

d. この個別規格は実際には存在しないが、個別規格の体系の一つとして判断する。

e. 電気メスの個別規格である。

【正解　5】

<文　献>
小野哲章ほか　編：臨床工学技士標準テキスト　第３版増補. 金原出版. 2019. P510～P511
篠原一彦ほか　編：臨床工学講座　医用機器安全管理学　第２版. 医歯薬出版. 2015. P31～P32

◆過去５年間に出題された関連問題

　該当なし

[３３回－午前－問題４２] CF 形装着部について**誤っている**のはどれか。(医用機器安全管理学)

   1. ミクロショック対策が施されている。

   2. マクロショック対策が施されている。

   3. 患者装着部は非接地である。

   4. 心臓内にカテーテルを挿入する場合に必須である。

   5. 電極等を体表面に装着する場合に必須である。

◆キーワード

装着部

◆解　説

　装着部とは患者と機器が直接触れる部位であり、電撃を生じる可能性がある。分類は大きく分けて、体の表面に装着する B 形装着部および BF 形装着部、心臓に直接もしくは間接的に装着する CF 形装着部がある。この分類を形別分類と呼ぶ。ここで B は body（身体）、C は cardiac（心臓）、F は電気的な接続から浮いているフローティングを意味する。

1. CF 形装着部は心臓への装着が想定されているので、ミクロショック対策が施されている。

2. ミクロショック対策ができていれば、それよりも大きい電流値で生じるマクロショック対策は成立する。

3. CF 形装着部の F は電気的に浮いている（外部からの電流の流入を阻止する）ので非接地である。

4. 心臓カテーテルでは、カテーテル内を電解質容液（生理食塩液など）で満たして心臓内部へ挿入する。そのため、ミクロショック対策として CF 形装着部が必要である。

5. 体表面に装着する場合は B 形・BF 形装着部で電撃対策が施されている。心臓への電撃対策が施されている CF 形装着部は必須ではない。

【正解　5】

<文　献>

小野哲章ほか　編：臨床工学技士標準テキスト　第 3 版増補. 金原出版. 2019. P512〜P514

篠原一彦ほか　編：臨床工学講座　医用機器安全管理学　第 2 版. 医歯薬出版. 2015. P43〜P44

◆過去５年間に出題された関連問題

　［３０回－午前－問題４０］

[３３回−午前−問題４３]　図の記号がついた装着部を持つ ME 機器の正常状態における患者測定電流（交流）の許容値［μA］はどれか。（医用機器安全管理学）

1. 25
2. 50
3. 100
4. 250
5. 500

◆キーワード

図記号　BF 形装着部　患者測定電流

◆解　説

　題意の図記号は BF 形装着部である。JIS で定められている漏れ電流の許容値より、100 μA が許容値となる。

表 3-4　漏れ電流の許容値（JIS T 0601-1：2012 より抜粋）　（単位 μA）

電流	説　明		B 形装着部		BF 形装着部		CF 形装着部	
			NC	SFC	NC	SFC	NC	SFC
患者測定電流		直流	10	50	10	50	10	50
		交流	100	500	100	500	10	50
患者漏れ電流	患者接続部から大地への電流	直流	10	50	10	50	10	50
		交流	100	500	100	500	10	50
	SIP/SOP へ外部電圧を印加した場合の電流	直流	10	50	10	50	10	50
		交流	100	500	100	500	10	50
合計患者漏れ電流*	一緒に接続した同一形装着部からの電流	直流	50	100	50	100	50	100
		交流	500	1000	500	1000	50	100
	SIP/SOP へ外部電圧を印加した場合の電流	直流	50	100	50	100	50	100
		交流	500	1000	500	1000	50	100

NC：正常状態．SFC：単一故障状態．
接地漏れ電流については装着部によらず，NC で 5 mA，SFC で 10 mA とする．
接触電流については装着部によらず，NC で 100 μA，SFC で 500 μA とする．
*　合計患者漏れ電流は，複数の装着部をもつ機器だけに適用できる．この場合，個々の装着部は，患者漏れ電流の許容値を超えることは許されない．

（篠原一彦ほか　編：臨床工学講座　医用機器安全管理学　第 2 版．医歯薬出版．2015．P48 より抜粋）

【正解　3】

<文　献>
小野哲章ほか　編：臨床工学技士標準テキスト　第 3 版増補．金原出版．2019．P511〜P514
篠原一彦ほか　編：臨床工学講座　医用機器安全管理学　第 2 版．医歯薬出版．2015．P47〜P52

◆過去５年間に出題された関連問題
　［３１回−午前−問題４１］　　［３２回−午前−問題４１］

［３３回－午前－問題４４］　図のバスタブカーブ（故障率曲線）において機器の製造時の不備に依存する期間は
　　どれか。(医用機器安全管理学)

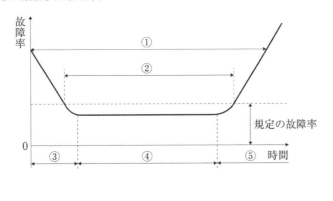

1. ①
2. ②
3. ③
4. ④
5. ⑤

◆キーワード

バスタブカーブ（故障率曲線）

◆解　説

　システムや製品の運用開始から、故障率を時間経過とともに描いた曲線がバスタブカーブである。カーブの特徴
から初期故障・偶発故障・摩耗故障期間に区分される。初期故障期間は運用初期に故障率が急速に減少していく期
間を表し、設計や製造時に取り除くことができなかった欠点によって発生する。偶発故障期間は故障率がほぼ一定
とみなされる期間である。その後、故障率が急速に増大する期間を摩耗故障期間という。耐用寿命は規定された故
障率以下で動作する期間である。

2. 耐用寿命
3. 初期故障期間
4. 偶発故障期間
5. 摩耗故障期間

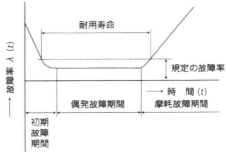

（小野哲章ほか　編：臨床工学技士標準テキスト　第３版増補.
金原出版. 2019. P523 より抜粋）

【正解　３】

<文　献>
　小野哲章ほか　編：臨床工学技士標準テキスト　第３版増補. 金原出版. 2019. P522～P523
　篠原一彦ほか　編：臨床工学講座　医用機器安全管理学　第２版. 医歯薬出版. 2015. P145～P147

◆過去５年間に出題された関連問題
　　［２９回－午前－問題４３］　　［３１回－午前－問題４３］

[３３回－午前－問題４５] 医療ガスと高圧ガス容器保安規則で定める塗色との組合せで正しいのはどれか。
(医用機器安全管理学)
1. ヘリウム ――――― ねずみ色
2. 空 気 ――――― 黄 色
3. 酸 素 ――――― 緑 色
4. 窒 素 ――――― 青 色
5. 二酸化炭素 ――――― 黒 色

◆キーワード

高圧ガス容器保安規則　ボンベ

◆解 説

　　高圧ガス容器とはボンベのことを指し、医療ガスをベッドサイドなど個別に供給する方式に用いられる。ボンベの塗色は高圧ガス容器保安規則で定められており、以下の通りとなる。

高圧ガスの種類		塗色区分
酸 素		黒 色
液化二酸化炭素		緑 色
その他の種類の高圧ガス	亜酸化窒素	ねずみ色
	治療用空気	
	窒素	
	ヘリウムガス　など	

【正解　1】

<文 献>

　　小野哲章ほか　編：臨床工学技士標準テキスト　第３版増補. 金原出版. 2019. P528～P531
　　篠原一彦ほか　編：臨床工学講座　医用機器安全管理学　第２版. 医歯薬出版. 2015. P-98～P100

◆過去５年間に出題された関連問題

　　該当なし

[３３回－午前－問題４６] 携帯電話による医療機器への影響に関する指針ならびに関連事項について、**誤っているのはどれか。** (医用機器安全管理学)

1. 植込み型医療機器のイミュニティ試験は ISO 等で規定されている。
2. 植込み型医療機器から携帯電話を 15 cm 程度以上離して使用する。
3. 非植込み型医療機器から携帯電話を 1 m 程度以上離して使用する。
4. 携帯電話の電波出力は電波状況が悪いときに小さくなる。
5. 携帯電話の電波は着信時にも出力される。

◆キーワード

イミュニティ　植込み型医療機器　離隔距離

◆解　説

　植込み型医療機器に関する指針として、各種電波を利用する機器（携帯電波、無線 LAN、RFID 機器など）から発射される電波からの影響を調査して、「各種電波利用機器の電波が植込み型医療機器へ及ぼす影響を防止するための指針」が総務省から発表されている。現在では第 2 世代の携帯電話サービスの終了や電磁耐性（EMC）に関する国際規格（ISO14117 など）をもとに携帯電話と植込み型医療機器との離隔距離が変更されている。

1. イミュニティとは妨害に対する排除能力であり、その試験は ISO などで規定されている。
2. 以前は 22 cm であったが、現在の指針では 15 cm である。
3. 放射電波の電界強度の観点から ME 機器に影響がない距離は 1.15 m（推奨分離距離）とされているが、携帯端末での出力の減衰を考慮すると離隔距離（使用安全距離）は約 1 m と考えてよい。
4. 電波状況が悪い場合、基地局を検知するために電波出力は大きくなる。
5. 通話時だけでなく着信時も電波は出力される。

【正解　4】

＜文　献＞

　小野哲章ほか　編：臨床工学技士標準テキスト　第 3 版増補. 金原出版. 2019. P537〜P544

　日本生体医工学会 ME 技術教育委員会　監：ME の基礎知識と安全管理　改訂第 7 版. 南江堂. 2020. P97〜P99

　篠原一彦ほか　編：臨床工学講座　医用機器安全管理学　第 2 版. 医歯薬出版. 2015. P117〜P122

◆過去 5 年間に出題された関連問題

　　[2.8回－午後－問題４４]　　[２９回－午前－問題４５]　　[３０回－午後－問題４５]

　a. 液体では表面に帯電する。
　b. 湿度が高いと帯電しにくい。
　c. 接地は静電気除去の方法として有効である。
　d. 帯電量は絶縁抵抗の小さい物体ほど大きい。
　e. 異なる材質の不導体を摩擦すると両材質に同一符号の電荷が帯電する。

　1. a、b、c　　　2. a、b、e　　　3. a、d、e　　　4. b、c、d　　　5. c、d、e

◆キーワード

静電気　帯電

◆解　説

　金属のドアノブに触れるとパチパチと音がしてビリっと感じるのは、電荷を蓄積して電気を帯びた人体からドアノブに放電する（静電エネルギーが放出される）ためである。このように物体が電荷を蓄えている状態が帯電であり、それによって有する電気を静電気という。

a. 帯電した電荷は反発し合い、表面へ移動する。
b. 湿度が高ければ、物体表面の水分を通して電荷が移動するため帯電しにくい。
c. 接地することによって、電荷が大地へ移動し、静電気が除去される。
d. 絶縁抵抗が小さければ、電荷が移動しやすくなり、帯電量は少なくなる。
e. 異なる材質の不導体は、それぞれはじめは中性である。それら２つの不導体を摩擦すると、電子が移動しやすい方の不導体から他方に電子が移動するため、一方には負電荷、他方には正電荷が帯電する。

【正解　1】

<文　献>

戸畑裕志ほか　編：臨床工学講座　医用電気工学１　第２版. 医歯薬出版. 2015. P4～P8
高橋雄造　著：静電気を科学する. 東京電機大学出版局. 2011. P6～P7、P29
静電気学会　編：静電気ハンドブック. オーム社. 1981. P101～P116
高柳　真　著：科学でひもとくたのしい静電気. 日刊工業新聞社. 2011. P88～P91、P118～P123

◆過去５年間に出題された関連問題
　該当なし

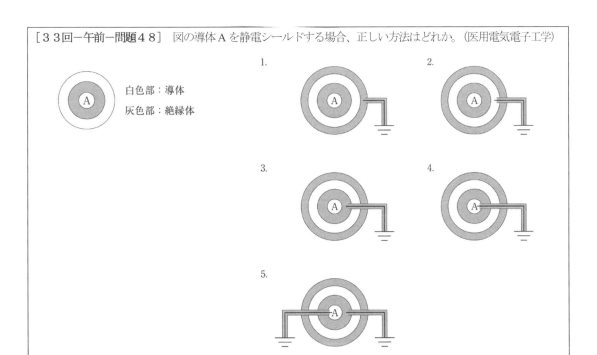

白色部：導体
灰色部：絶縁体

◆キーワード

静電シールド　導体　絶縁体　接地（アース）

◆解　説

　　外部の静電界の影響が内部に及ばないようにしたり、内部の静電界が外部に漏れないようにすることを静電シールドという。

　　導体Ａを静電シールドするためには、図に描かれているように中空導体（白色部）で導体Ａ（白色部）を囲み、その中空導体を接地する必要がある。導体Ａを中空導体で囲むと、外部からの電気力線が中空導体の内側へ入り込まない。しかし、導体Ａが帯電している場合は、静電誘導のため中空導体の内側には導体Ａとの電荷と異符号の電荷、外側には同符号の電荷が現れ、その中空導体外側の電荷によって外部に電界が発生する（漏れる）。そのような場合は中空導体を接地し、中空導体外側の電荷を大地へ移動させることで、外側に電界が発生しないようにする。

　　本問題では、導体Ａとそれを囲む中空導体の間に絶縁体（灰色部）があり、さらに中空導体の外側は絶縁体（灰色部）で囲まれている。接地用の導線（黒い実線）も外側は絶縁体（灰色部）で覆われている。したがって、中空導体を接地する必要があるので、中空導体（白色部）が接地用の導線（黒い実線）と接続しているのは選択肢２が正しい。

【正解　２】

<文　献>

福長一義ほか　編：臨床工学講座　医用電気工学２　第２版. 医歯薬出版. 2015. P54～P56
小野哲章ほか　編：臨床工学技士標準テキスト　第３版増補. 金原出版. 2019. P155～P156

◆過去５年間に出題された関連問題

該当なし

[３３回－午前－問題４９] 真空中に、それぞれ電荷 +Q [C] が帯電する質点 A 及び B がある。これらの帯電体をそれぞれ長さ a [m] の糸で点 P からつるしたところ、図のように、帯電体 A、B は糸の鉛直直線に対する傾きが 45° となって静止した。帯電体 A、B 間に働く力 F [N] の大きさとして、正しいのはどれか。

ただし、真空の誘電率は ε_0 [F/m] とし、糸の質量は無視できるものとする。(医用電気電子工学)

1. $\dfrac{Q}{4\sqrt{2}\,\pi\varepsilon_0 a}$

2. $\dfrac{Q}{8\pi\varepsilon_0 a^2}$

3. $\dfrac{Q^2}{2\sqrt{2}\,\pi\varepsilon_0 a}$

4. $\dfrac{Q^2}{4\pi\varepsilon_0 a^2}$

5. $\dfrac{Q^2}{8\pi\varepsilon_0 a^2}$

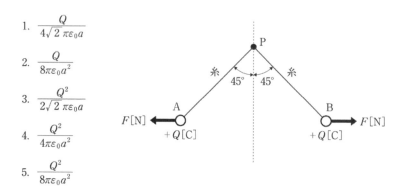

◆キーワード

クーロンの法則　静電気力

◆解　説

　電荷には、正（＋）と負（－）の2種類があり、同符号の電荷間には斥力（反発力）、異符号の電荷間には引力が働く。2つの電荷量をそれぞれ Q_1 [C]、Q_2 [C] とすると、クーロン力 F [N] の大きさは、電荷量の積 $Q_1 Q_2$ に比例し、電荷間の距離 r [m] の2乗に反比例する。また、クーロン力は、2つの電荷を結ぶ直線方向に働き、力の向きは電荷の符号によって決まる。これらの関係を式で表すと

$$F = \frac{1}{4\pi\varepsilon_0}\cdot\frac{Q_1 Q_2}{r^2}, \qquad \text{ただし、} \frac{1}{4\pi\varepsilon_0} \text{ はクーロン力の比例定数 } (\varepsilon_0 : 真空の誘電率)$$

となり、これをクーロンの法則と呼ぶ。

　本問題の場合、2つの電荷はどちらも +Q [C] であり、同符号であるから、クーロン力は斥力となる。AB 間の距離 r [m] は、$a \times \cos 45° = \dfrac{a}{\sqrt{2}}$ の2倍、すなわち、$\dfrac{a}{\sqrt{2}} \times 2 = \sqrt{2}\,a$ [m] となる。これらを上式に代入すると、クーロン力の大きさは、

$$F = \frac{1}{4\pi\varepsilon_0}\cdot\frac{Q_1 Q_2}{r^2} = \frac{1}{4\pi\varepsilon_0}\cdot\frac{Q^2}{\left(\sqrt{2}\,a\right)^2} = \frac{Q^2}{8\pi\varepsilon_0 a^2}$$

となる。

【正解　5】

<文　献>

福長一義ほか　編：臨床工学講座　医用電気工学2　第2版. 医歯薬出版. 2015. P19～P20

小野哲章ほか　編：臨床工学技士標準テキスト　第3版増補. 金原出版. 2019. P155～P156

◆過去5年間に出題された関連問題

[３２回－午前－問題４７]

[３３回－午前－問題５０]　図 A の回路において、 $t = 0$ でスイッチを入れたとき、インダクタの両端の電圧降下の変化が図 B のようになった。

この時、インダクタに流れる電流の変化を表したのはどれか。（医用電気電子工学）

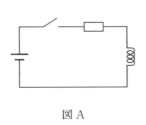

図 A

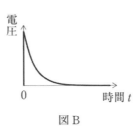

図 B

1.
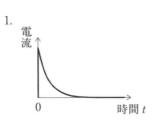

2.
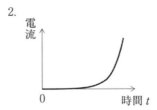

3.
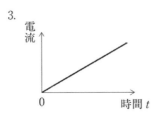

4.
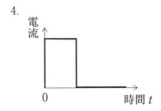

5.
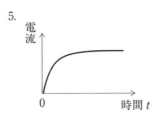

◆キーワード

LR 回路　過渡現象

◆解　説

　インダクタ（L）と抵抗（R）を直列に接続した LR 回路の過渡現象に関する問題である。

　インダクタの自己インダクタンスを L[H]、抵抗の値を R[Ω]、電池の起電力を E[V]、回路に流れる電流を i[A]、時刻を t[s]とすると、キルヒホッフの電圧法則から以下の式が成り立つ。

$$Ri + L\frac{di}{dt} = E$$

この電流 i についての微分方程式を解くと以下の式が得られる。

$$i = \frac{E}{R}\left(1 - e^{-\frac{R}{L}t}\right)$$

上式から電流 i は、時刻 $t = 0$ [s] のとき

$$i = \frac{E}{R}\left(1 - e^{-\frac{R}{L}t}\right) = \frac{E}{R}(1 - e^0) = \frac{E}{R}(1 - 1) = 0 \quad [A]$$

時刻 $t = \infty$ [s] のとき

$$i = \frac{E}{R}\left(1 - e^{-\frac{R}{L}t}\right) = \frac{E}{R}(1 - e^{-\infty}) = \frac{E}{R}\left(1 - \frac{1}{e^{\infty}}\right) = \frac{E}{R}(1 - 0) = \frac{E}{R} \quad [A]$$

となる。

　LR 回路では、回路に起電力 E[V]を接続すると、接続した瞬間（$t=0$）の電流 i は、インダクタに働く逆起電力により 0 A となるが、その後徐々に増加し、十分時間が経過すると（$t=\infty$）、起電力 E[V]を抵抗値 R[Ω]で割った値 E/R[A]（一定値）となる。すなわち、LR 回路に直流電圧を加え、十分時間が経過した状態（定常状態）では、インダクタは導線（0Ω）と同等となる。選択肢の中では、5 が上記の条件に該当する。

【正解　5】

<文　献>
　福長一義ほか　編：臨床工学講座　医用電気工学1　第2版. 医歯薬出版. 2015. P150

◆過去5年間に出題された関連問題
　［31回－午前－問題51］

［３３回－午前－問題５１］　表は、正弦波交流波形 A とその整流波形 B、C について、それぞれの平均値［V］および実効値［V］を示している。表中の空白箇所 （ア） および （イ） に記入する値として、正しい組合せはどれか。（医用電気電子工学）

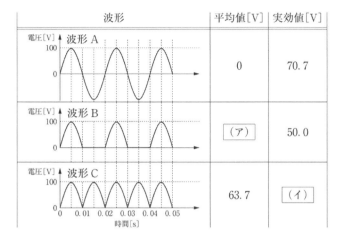

波形	平均値[V]	実効値[V]
波形 A	0	70.7
波形 B	（ア）	50.0
波形 C	63.7	（イ）

　　　　（ア）　　　　（イ）
1. 31.8 ——— 60.4
2. 31.8 ——— 70.7
3. 45.0 ——— 50.0
4. 45.0 ——— 60.4
5. 45.0 ——— 70.7

◆キーワード

正弦波交流　半波整流　全波整流　実効値　平均値

◆解　説

　電圧と電流の波形には、正弦波の他に方形波や三角波などがあり、それらの平均値や実効値はそれぞれ異なる値となる。一般的な電源コンセントに供給されている交流電圧の波形は正弦波状であり、その最大値は約 141 V（= $100\sqrt{2}$）、実効値は 100 V、周波数は 50 Hz または 60 Hz である。その正弦波交流電圧を半波整流（波形 B）あるいは全波整流（波形 C）して使用する場合、各波形の電圧の平均値や実効値に注意する必要がある。

　波形の平均値（average value）と実効値（root mean square value）を算出するには下記の式を使用する。$v(t)$ [V]は波形 A を表し、V_m [V]は最大値（100 V）、T [s]は周期（0.02 s）、t [s]は時刻とする。また、V_ave1 [V]は $v(t)$ の 1 周期（T）の平均値、V_ave2 [V]は $v(t)$ の半周期（$T/2$）の平均値、V_rms [V]は $v(t)$ の実効値とする。

$$v(t) = V_\mathrm{m} \sin \frac{2\pi}{T} t \qquad \cdots ①$$

$$V_\mathrm{ave1} = \frac{1}{T} \int_0^T v(t) dt \qquad \cdots ②$$

$$V_\mathrm{ave2} = \frac{1}{\left(\frac{T}{2}\right)} \int_0^{\frac{T}{2}} v(t) dt \qquad \cdots ③$$

$$V_\mathrm{rms} = \sqrt{\frac{1}{T} \int_0^T \{v(t)\}^2 dt} \qquad \cdots ④$$

本問題は、計算の考え方を知っていれば、上式で計算することなく、表中の数値から答えを求めることができる。問題の図から、波形Aの正の半周期分の波形が、波形Bの1周期（T）の間には1個、波形Cの1周期（T）の間には2個あることがわかる。したがって、波形Bの平均値（ア）は、波形Cの平均値（63.7）の半分、すなわち、約31.8となる。

　実効値の計算では、式④のように$v(t)$の二乗を積分する。波形Aを二乗すると、振幅が二乗され、かつ、負の半周期分が正の値に変わり、すべての波形は横軸の上側に描かれる。その波形は、波形Cを二乗した波形と等しくなる。したがって、波形Cの実効値（イ）は、波形Aの実効値（70.7）と等しくなる。

　式②を使って波形Aの平均値を計算すると（計算過程は省略）、表に示すように0となる。このように正弦波交流波形の1周期の平均値は、正の半周期と負の半周期のそれぞれの平均値が打ち消し合って0となるが、正負どちらの場合も電気エネルギーは仕事をする。そのため、正の半周期の平均値または負の半周期の平均値の絶対値を正弦波交流波形の平均値とし、この場合は式③から63.7となる。電気工学の分野では、正弦波交流波形の平均値は0ではなく、63.7を用いるが、本問題では答えを求めるのに影響しない。

【正解　2】

<文　献>
福長一義ほか　編：臨床工学講座　医用電気工学1　第2版. 医歯薬出版. 2015. P84〜P89

◆過去5年間に出題された関連問題
　該当なし

　　a．周波数帯域幅は無限大である。

　　b．出力インピーダンスは無限大である。

　　c．同相除去比（CMRR）はゼロである。

　　d．入力端子に流れ込む電流はゼロである。

　　e．スルーレートは無限大である。

　　　1．a、b、c　　　2．a、b、e　　　3．a、d、e　　　4．b、c、d　　　5．c、d、e

◆キーワード

理想演算増幅器（理想オペアンプ）

◆解　説

　理想演算増幅器（理想オペアンプ）とは、求められる性能を理想的なレベルで有している仮想のオペアンプのことである。実際のオペアンプでも実用上問題ないレベルで理想に近い特性を有する設計がされている。

　代表的な性能として、

　・入力インピーダンスが無限大である

　・出力インピーダンスがゼロである

　・同相除去比（CMRR）が無限大である（差動信号の増幅度は無限大、同相信号の増幅度はゼロである）

　・周波数に依存しない（0～無限大の範囲で動作する）

　・出力は入力の変化に対して瞬時に反応する（スルーレートが無限大である）

などがあげられる（ほかにオフセット電圧、入力換算雑音がゼロなどもあげられる）。

a．周波数帯域幅は無限大である。

b．出力インピーダンスはゼロである。

c．同相除去比（CMRR）は無限大である。

d．入力インピーダンスが無限大であるため、電流が流れることができない。よって流れ込む電流はゼロである。

e．スルーレートとは、単位時間あたりに出力を何V変化させられるかという指標である。理想オペアンプは差動信号の増幅度が無限大であり、時間遅れなく出力が可能であるので、単位時間当たりの電圧変化、つまりスルーレートは無限大である。

【正解　3】

＜文　献＞

中島章夫ほか　編：臨床工学講座　医用電子工学　第2版. 医歯薬出版. 2015. P95～P102

小野哲章ほか　編：臨床工学技士標準テキスト　第3版増補. 金原出版. 2019. P210～P211

◆過去5年間に出題された関連問題

　　［28回－午後－問題51］

[３３回－午前－問題５３]　素子自体が発光し**ない**のはどれか。(医用電気電子工学)

 a.　CCD

 b.　有機 EL

 c.　プラズマディスプレイ

 d.　LED

 e.　液　晶

 1.　a、b　 2.　a、e　 3.　b、c　 4.　c、d　 5.　d、e

◆キーワード

発光素子　受光素子　表示器

◆解　説

a.　CCD（Charge Coupled Device：電荷結合素子）は、光によって電荷を発生する受光素子である。

b.　有機 EL（organic electro-luminescence：OEL）は、特定の有機化合物中に注入された正孔と電子の再結合によって発光する原理（LED と同様の原理）で動作する発光素子である。

c.　プラズマディスプレイは、プラズマ放電によって蛍光体を発光させることで表示を行う。

d.　LED（light emitting diode：発光ダイオード）は、順方向電流により運ばれる正孔と電子の再結合により発光する素子である。光量は電流に比例する。

e.　液晶は、電圧をかけることで偏光板同様の性質をもつため、偏光板と組み合わせることで、任意の位置の光を遮断することができる。液晶ディスプレイは必要な光を発光するのではなく、液晶により光の透過、遮断することで表示を行う。

【正解　2】

<文　献>

小野哲章ほか　編：臨床工学技士標準テキスト　第３版増補. 金原出版. 2019. P199〜P202

◆過去５年間に出題された関連問題

 [３２回－午後－問題５１]

[３３回－午前－問題５４] 図の増幅回路全体の増幅度は 52 dB である。抵抗 R_2 [kΩ] はどれか。ただし、A は理想演算増幅器とし、抵抗 $R_1 = 1$ kΩ、$\log_{10} 2$ を 0.3 とする。(医用電気電子工学)

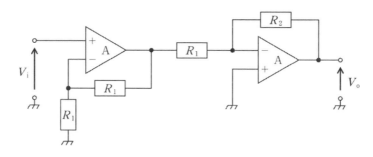

1. 20
2. 40
3. 100
4. 200
5. 400

◆キーワード

反転増幅回路　非反転増幅回路

◆解　説

図は２つの増幅回路の組み合わせで実現されている。前段は非反転増幅回路、後段は反転増幅回路である。

52 dB は、40 ＋ 6 ＋ 6 dB であるから、100×2×2 ＝ 400 倍（反転するので電圧値では－400 倍）である。

前段の非反転増幅回路は２つの抵抗が同じであるから、増幅度は２倍、6 dB である。

よって、後段の反転増幅回路の増幅度は 52－6 ＝ 46 dB（－200 倍）である。

R_1 が 1 kΩ であるから、R_2 はその 200 倍、200 kΩ となる。

数式で表現すると、増幅度を表す式は、$\left(1 + \dfrac{R_1}{R_1}\right) \times \left(-\dfrac{R_2}{R_1}\right) = -400$ であり、

$$2 \times \left(-\frac{R_2}{R_1}\right) = -400$$

$$\frac{R_2}{R_1} = 200$$

$$R_2 = 200 R_1$$

よって、$R_2 = 200$ kΩ となる。

【正解　4】

<文　献>
中島章夫ほか　編：臨床工学講座　医用電子工学　第２版. 医歯薬出版. 2015. P104～P110
小野哲章ほか　編：臨床工学技士標準テキスト　第３版増補. 金原出版. 2019. P206～P214

◆過去５年間に出題された関連問題
　[２９回－午後－問題５４]　　[３０回－午後－問題５４]　　[３１回－午後－問題５３]

図の回路に電圧 $V_1 = -V_m \cdot \sin \omega t + 0.5$ [V] と $V_2 = V_m \cdot \sin \omega t + 0.5$ [V] を入力した。出力電圧 V_0 [V] はどれか。

ただし、Aは理想演算増幅器とし、角周波数を ω、時間 t の単位を秒とする。(医用電気電子工学)

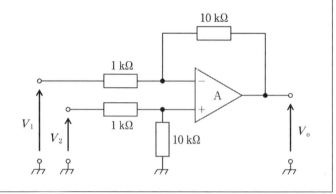

1. -10
2. 10
3. $-20\,V_m \cdot \sin \omega t$
4. $20\,V_m \cdot \sin \omega t$
5. $10\,V_m \cdot \sin \omega t$

◆キーワード

差動増幅回路

◆解　説

図の回路は理想演算増幅器で構成した差動増幅回路であり、入出力の関係は以下の式の通りである。

$$V_o = \frac{10\text{k}}{1\text{k}}(V_2 - V_1) = 10 \times (V_2 - V_1)$$

入力成分の $(V_m \cdot \sin \omega t)$ は交流電圧であるが、V_1 と V_2 の間の振幅差をとることで計算できる。

$$
\begin{array}{rrrrr}
V_2 = & & V_m \cdot \sin \omega t & + & 0.5 \\
-)\quad V_1 = & -V_m \cdot \sin \omega t & + & 0.5 \\
\hline
V_2 - V_1 = & & 2\,V_m \cdot \sin \omega t &
\end{array}
$$

であるので、これを10倍して、$20\,V_m \cdot \sin \omega t$ となる。

本問題の V_1、V_2 に等しく入力されている 0.5[V] の直流電圧は同相入力であり、差動増幅回路はその信号差を増幅することから同相入力は打ち消されて増幅されない。このように、同相雑音がのる環境下での目的信号の増幅には差動増幅回路が有効である。

【正解　4】

＜文　献＞

中島章夫ほか　編：臨床工学講座　医用電子工学　第2版. 医歯薬出版. 2015. P118～P120

小野哲章ほか　編：臨床工学技士標準テキスト　第3版増補. 金原出版. 2019. P213

◆過去5年間に出題された関連問題

　［２８回－午後－問題５３］　［２９回－午後－問題５５］　［３２回－午前－問題５５］

[３３回－午前－問題５６] 信号 $v(t)=10\sin(4000\pi t)$ で 1000 kHz の搬送波を AM 変調するとき、被変調波の上側波の周波数 [kHz] はどれか。

ただし、時間 t の単位は秒とし、過変調は生じないものとする。(医用電気電子工学)

1. 1001
2. 1002
3. 1004
4. 1008
5. 1010

◆キーワード

AM 変調　搬送波　側波

◆解　説

一般に、AM 変調を行うと、被変調波の周波数帯域は（搬送波の周波数）±（信号の周波数帯域幅）となる。

信号の周波数は 2000 Hz であるので、被変調波は、1000 k ± 2 kHz の帯域幅を持つことになる。

よって、上側波の周波数は、1000 k＋2 k＝1002 kHz である。なお、下側波は 1000 k－2 k＝998 kHz である。

【正解　2】

＜文　献＞

中島章夫ほか　編：臨床工学講座　医用電子工学　第2版. 医歯薬出版. 2015. P209～P214

小野哲章ほか　編：臨床工学技士標準テキスト　第3版増補. 金原出版. 2019. P223～P226

◆過去5年間に出題された関連問題

［２９回－午後－問題５６］　　［３０回－午後－問題５６］

　図１の回路と等価であるブロック線図を図２に示す。図２の要素 A と B との組合せで正しいのはどれか。(医用電気電子工学)

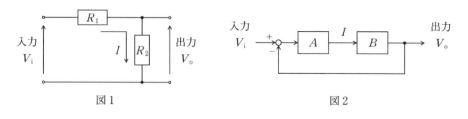

図１　　　　　　　　　　　　　　　　　　　図２

1.　$A = 1/R_1$　　　　　　$B = R_2$

2.　$A = R_1$　　　　　　　$B = R_2$

3.　$A = R_1 + R_2$　　　　$B = R_2$

4.　$A = R_1$　　　　　　　$B = 1/R_2$

5.　$A = R_1$　　　　　　　$B = R_1 + R_2$

◆キーワード

ブロック線図　フィードバック　伝達関数

◆解　説

　電気回路と伝達関数を組み合わせた問題である。図１は抵抗 R_1 と R_2 による分圧器の回路である。入力 V_i は抵抗 R_1 と R_2 により分圧され、R_2 に加わる電圧が出力 V_0 として取り出されている。したがって

$$V_0 = \frac{R_2}{R_1 + R_2} V_i \qquad (1)$$

となる。また、このとき R_2 を流れる電流が I であるので、

$$I = \frac{V_0}{R_2} \qquad (2)$$

である。一方、図２はネガティブフィードバックのブロック線図である。この系の伝達関数は

$$\frac{V_o}{V_i} = \frac{AB}{1 + AB} \qquad (3)$$

である。また、出力 V_0 は

$$V_0 = BI \qquad (4)$$

と表すことができる。

式(2)と式(4)から $B = R_2$ であることがわかる。また、式(1)と式(3)から

$$\frac{R_2}{R_1 + R_2} = \frac{AB}{1 + AB}$$

であり、この式の左辺の分母と分子をそれぞれ R_1 で除し、右辺に $B = R_2$ を代入して、両辺を比較すれば、$A = \dfrac{1}{R_1}$ が成り立っていることがわかる。

【正解　1】

<文　献>

戸畑裕志ほか　編：臨床工学講座　医用電気工学１　第２版. 医歯薬出版. 2015. P44～P47

嶋津秀昭ほか　著：臨床工学講座　医用システム・制御工学. 医歯薬出版. 2013. P89～P94

◆過去５年間に出題された関連問題

［２８回－午後－問題６２］　　［２９回－午後－問題６２］　　［３０回－午前－問題５７］

［３１回－午前－問題５７］　　［３２回－午前－問題５７］

[３３回－午前－問題５８] 複数のハードディスクドライブをまとめて一台のドライブとして扱い、読み書きの高速化や耐障害性を持たせた装置はどれか。(医用電気電子工学)

1. RAID
2. DRAM
3. OCR
4. CPU
5. SSD

◆キーワード

RAID　HDD　冗長化

◆解 説

　RAID（Redundant Arrays of Independent Disks、レイド）とは複数台のハーディスクドライブ（HDD）やソリッドステートドライブ（SSD）を仮想的に１つのドライブであるようにコンピュータに認識させる技術である。同一のデータを複数台のドライブに書き込むことで、冗長性を持たせて耐障害性を向上させることができる。

※ディスクの構成方法によってRAID0、RAID1、RAID5、RAID10などの種類が存在する。このうちRAID0は高速化のみに特化しており、耐障害性はむしろ低下する。

2. Dynamic RAMの略称。コンピュータのメインメモリとして使用される揮発性メモリである。

3. Optical Character Recognition / Readerの略称。光学的文字認識／光学的文字読み取り装置、新聞や雑誌の記事など印刷物の画像データを文字コードに変換するソフトウェア処理、または読み込みからデータ変換までの一連の作業を行う装置のことを指す。

4. Central Processing Unitの略称。中央演算処理装置と呼ばれるコンピュータにおける中心的なプロセッサである。CPUは全体を制御する制御装置、演算装置、データを一時的に記憶するレジスタ、外部のメモリとのインターフェイス、周辺機器である入出力装置とのインターフェイスなどから構成される。

5. Solid State Driveの略称。半導体メモリをディスクドライブのように扱う補助記憶装置の一種である。多くの場合、半導体メモリとしてはフラッシュメモリを用いている。機械的な可動部がないためHDDと比較して高速に動作し、消費電力が少なく、耐衝撃性に優れている。

【正解　1】

<文 献>

戸畑裕志ほか　編：臨床工学講座　医用情報処理工学　第2版. 医歯薬出版. 2019. P75～P80

◆過去５年間に出題された関連問題

［28回－午後－問題56］　　［29回－午前－問題57］　　［30回－午後－問題57］
［32回－午前－問題58］

[３３回－午前－問題５９]　図のフローチャートで出力される p の値はどれか。(医用電気電子工学)

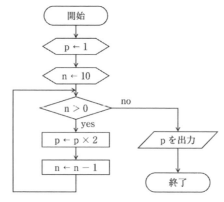

1.　　20
2.　 100
3.　 512
4.　1024
5.　2048

◆キーワード

フローチャート

◆解　説

　フローチャートとはコンピュータプログラムにおける処理の流れを記述した図である。チャートを構成する図形にはそれぞれ右図のような意味がある。

端子：開始や終了を示す

準備：判断で使用される値をあらかじめ準備する

判断：一般に yes / no で処理の流れを切り替える

データ：ユーザーからの入力や、ディスプレイへの出力が示される

　問題のフローチャートに従うと、プログラム開始直後に変数 p に値 1 が代入される。その後、変数 n に値 10 が代入される。次の「判断」において n の値が 0 より大きい場合は yes と書かれた矢印に従い、変数 p に 2 が乗じられた値が新たな変数 p の値、変数 n から 1 減じられた値が新たな変数 n の値となる。その後、処理は「判断」の前に戻る。このような構造をループと呼ぶ。「判断」において条件式 n>0 が満たされない場合、つまり n の値が 0 になった時点で、「判断」における結果は no となり、p の値を出力してプログラムは終了する。ループの中で n の値は 10 から 1 ずつ減じられ、1 になるまで、p ← p × 2 の処理が繰り返される。そのため 2 が 10 回乗じられることになり、p の値は 1×2^{10} ＝ 1024 となる。

【正解　4】

<文　献>
戸畑裕志ほか　編：臨床工学講座　医用情報処理工学　第 2 版. 医歯薬出版. 2019. P106～P112

◆過去 5 年間に出題された関連問題

　［28回－午前－問題59］　　［29回－午前－問題58］　　［30回－午前－問題59］
　［31回－午後－問題58］

医用画像の伝送、蓄積、取得などに関する国際規格の名称はどれか。(医用電気電子工学)

1. DICOM
2. HIS
3. HL7
4. PACS
5. RIS

◆キーワード

医用画像　DICOM　通信プロトコル

◆解　説

　現代の病院は各種データを取り扱う電算システムなしでは機能しない。RIS、HIS、PACS などが連携して各種の業務を遂行するための医療情報システムが構築される。これらのシステムの上でやりとりされる医療情報の規格として主に画像データについては DICOM、文字データについては HL7 が用いられている。電算システムは複数のメーカーの機器が混在する環境であることが一般的であり、異なるメーカーの機器の間で統一的に医療情報を取り扱うためには国際的な共通のファイル形式および通信プロトコルが必要となる。

1. DICOM とは Digital Imaging and COmmunications in Medicine の略称で、医用画像を取り扱うための規格であり、「画像ファイルの規格」と「通信プロトコルの規格」の２つの側面をもっている。
2. HIS とは Hospital Information Systems の略称で、病院内の各種情報システム全体を指す。病院運営に必要な自動受付、病院会計、電子カルテ、薬局管理、入退院管理、診察予約などの各種システムを内包している。
3. HL7 とは Health Level 7 の略称で、施設間・システム間で臨床情報や管理情報を交換するための規格である。DICOM が主に画像情報に関する規格であるのに対して、HL7 は文字情報を取り扱う規格である。
4. PACS とは Picture Archiving and Communication Systems の略称で、各種検査機器（モダリティ）から画像データを受信、データベースへの登録、端末への画像の表示するシステム自体を指す。
5. RIS とは Radiology Information Systems の略称で、主に放射線機器による検査に関して、検査の予約から検査結果の管理までを一貫して取り扱うシステムである。

【正解　1】

<文　献>

　戸畑裕志ほか　編：臨床工学講座　医用情報処理工学　第２版. 医歯薬出版. 2019. P5～P8

◆過去５年間に出題された関連問題

　[３２回－午後－問題５７]

[３３回－午前－問題６１] 論理式A・$\overline{(B + C)}$を表すベン図はどれか。

ただし、図中の網掛け部分が論理値の1を表す。（医用電気電子工学）

1.
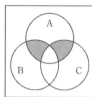

2.
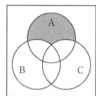

3.

4.
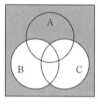

5.

◆キーワード

ベン図　論理式　論理演算（ブール代数）

◆解　説

　ベン図を用いると論理演算（ブール代数）における真理値表と論理式の関係を視覚的に理解することができる。3変数の真理値表、論理式、ベン図の関係は以下の通りである。ベン図の各領域は積項で表現できるため、解法としては与えられた論理式を積項の和の形（加法標準形）に変形し、論理式に含まれる積項に相当する領域を塗りつぶしていけばよい。

　本問題の場合、与えられている論理式を積項

A B C	論理式
0 0 0	$\overline{A}\cdot\overline{B}\cdot\overline{C}$
0 0 1	$\overline{A}\cdot\overline{B}\cdot C$
0 1 0	$\overline{A}\cdot B\cdot\overline{C}$
0 1 1	$\overline{A}\cdot B\cdot C$
1 0 0	$A\cdot\overline{B}\cdot\overline{C}$
1 0 1	$A\cdot\overline{B}\cdot C$
1 1 0	$A\cdot B\cdot\overline{C}$
1 1 1	$A\cdot B\cdot C$

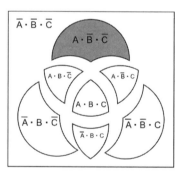

に変形すると $A\cdot(\overline{B+C})=A\cdot\overline{B}\cdot\overline{C}$ となるので、塗りつぶす領域は上図の1カ所である。

【正解　3】

<文　献>

中島章夫ほか　編：臨床工学講座　医用電子工学　第2版. 医歯薬出版. 2015. P159

◆過去5年間に出題された関連問題

[28回－午前－問題62]　[30回－午後－問題60]

静止画像に使われるフォーマットはどれか。（医用電気電子工学）

  a. ASCII

  b. JPEG

  c. PNG

  d. MPEG

  e. Unicode

  1. a、b   2. a、e   3. b、c   4. c、d   5. d、e

◆キーワード

静止画像

◆解 説

　画像をディジタルデータとしてファイル化したものを画像ファイルと呼ぶ。画像を格子状に分割し、格子の一つ一つに色や輝度の情報を与えて表現するビットマップ形式が基本となっている。画像ファイルは用途により、画質とファイルサイズの小ささのどちらを優先するかが選択され、用途に応じた多種多様なファイル形式（フォーマット）が用いられる。下表に静止画フォーマットを特徴別に分類した。非圧縮フォーマットと圧縮フォーマットに大別されるが、圧縮フォーマットはさらにデータの完全性を保ったまま圧縮する可逆圧縮とデータの劣化を伴う非可逆圧縮に分かれる。また、静止画を連続的に再生することで動画を表現することができる。動画データは巨大なファイルになるため、さまざまなデータ圧縮技術が用いられている。

表　静止画フォーマットの特徴

		フォーマット	特徴
静止画	非圧縮	BMP TIFF	最も画質が高いがファイルサイズが大きい。
	可逆圧縮	PNG GIF	比較的色数が少ないロゴなどに適している。
	非可逆圧縮	JPEG	色数が多い写真などに適している。 圧縮の度合いを高くすると画質が劣化する。

a. ASCII（アスキー）は英語を中心とした文字コードである。

b. JPEG（ジェイペグ）は非可逆圧縮形式の静止画フォーマットである。写真などの保存に広く用いられている。

c. PNG は（ピングまたはピン）は可逆圧縮形式の静止画フォーマットである。ネットワーク経由での利用を想定しており、web サイト上の画像ファイルとして普及している。

d. MPEG（エムペグ）にはさまざまなフォーマットが存在する。なかでも MP4（エムピーフォー）はビデオデータによく用いられている。

e. Unicode（ユニコード）は世界各国のすべての文字を共通のコードで利用できるようにすることを目的として開発された文字コードである。

【正解　3】

＜文　献＞

　戸畑裕志ほか　編：臨床工学講座　医用情報処理工学　第２版. 医歯薬出版. 2019. P19〜P28

◆過去５年間に出題された関連問題

　［28回－午前－問題58］　［32回－午前－問題62］

[３３回－午前－問題６３]　１枚１Mbyte のディジタル画像を１秒間に 100 枚伝送したい。最低限必要な伝送速度はどれか。

　　ただし、画像以外のデータは無視し、圧縮符号化は行わないものとする。（医用電気電子工学）

1.　　1 Mbps

2.　　10 Mbps

3.　100 Mbps

4.　　1 Gbps

5.　10 Gbps

◆キーワード

データ伝送速度

◆解　説

　　ディジタルデータを送受信するのに要する時間は使用する回線の伝送速度に依存する。データ伝送速度は１秒間に転送可能なビット数（bps, bit per second、ビット パー セカンド）によって規定されている。１秒間に伝送したいデータの量をビット単位で求めればよい。

　　容量１Mbyte のデータのもつデータ量は

　　　　$1 \times 10^6 \times 8$　　（bit）　　　　　　　・・・①

である。１秒間にこれを 100 枚伝送したいので

　　　　①　×　100　（s^{-1}）

　　よって、必要となるデータ伝送速度は

　　　　800　（Mbps）

　　選択肢の中から、これをみたす最低限の伝送速度は１Gbps である。

【正解　4】

<文　献>

戸畑裕志ほか　編：臨床工学講座　医用情報処理工学　第２版. 医歯薬出版. 2019. P145〜P159

◆過去５年間に出題された関連問題

　　［２８回－午前－問題６０］　　［２９回－午後－問題５９］　　［３１回－午前－問題５６］

　　［３２回－午前－問題６１］

［３３回－午前－問題６４］ ハイフロー療法について正しいのはどれか。（生体機能代行装置学）

　a. 吸入気の加温加湿に人工鼻を使用できる。

　b. 最大 20 L/分の流量を供給できる。

　c. 吸入気酸素濃度は21～100％の任意の値を設定できる。

　d. 解剖学的死腔のガスを洗い流す効果がある。

　e. PEEP 効果が期待できる。

　1. a、b、c　　　2. a、b、e　　　3. a、d、e　　　4. b、c、d　　　5. c、d、e

◆キーワード

酸素療法　ハイフロー療法

◆解　説

　ハイフロー療法は経鼻高流量酸素療法、ネーザルハイフロー、High- flow nasal cannula（HFNC）などと呼ばれ、統一された呼称はない。通常の鼻カニューラを用いた酸素療法では最大でも 5～6 L/min 程度の酸素流量であるが、ハイフロー療法は加温加湿した 21～100％の酸素ガスを 30～60 L/min の高流量で投与する。ハイフロー療法装置は、鼻カニューラ、流量計、酸素ブレンダ、加温加湿器で構成される（図1）。ハイフロー療法に期待される効果は、①精度の高い酸素濃度のガスを供給すること、②解剖学的死腔から二酸化炭素を排出すること、③軽度のPEEP による肺胞リクルートメントの効果が期待されること、④吸気抵抗の軽減が期待されること、⑤加温加湿による気道分泌物排出促進が期待されること、⑥柔らかい鼻カニュラにより患者の快適性が保たれること、である。

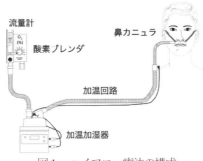

図1　ハイフロー療法の構成

（Nishimura M. High-flow nasal cannula oxygen therapy in adults. J Intensive Care. 2015 ; 3（1）: 15　一部改変）

a. ハイフローセラピーは持続的にガスが流れているため人工鼻は加温加湿に適さない。

b. 最大流量は 60 L/min である。

c. 投与できる酸素濃度は21～100％である。

d. 解剖学的死腔となる鼻咽頭などに貯留したガスの排出を促す効果がある。

e. 呼気時にも高流量のガスが供給されているため軽度の呼気抵抗となり PEEP 効果が期待できる。

【正解　5】

<文　献>

廣瀬　稔ほか　編：臨床工学講座　生体機能代行装置学　呼吸療法装置　第2版. 医歯薬出版. 2019. P91

内田貴之、蒲池正幸：呼吸管理 2020-'21. 総合医学社. 2020. P35～P38

◆過去5年間に出題された関連問題

　該当なし

[３３回－午前－問題６５]　高気圧酸素治療の生体に対する作用で正しいのはどれか。（生体機能代行装置学）
a. 気体圧縮効果
b. 活性酸素の増加
c. 溶解型酸素の増加
d. 活性窒素の排出促進
e. 二酸化炭素の排出促進

1. a、b、c　　　2. a、b、e　　　3. a、d、e　　　4. b、c、d　　　5. c、d、e

◆キーワード

高気圧酸素治療　ボイルの法則　ヘンリーの法則

◆解説
　高気圧酸素治療とは、大気圧よりも高い気圧環境の装置内で酸素吸入を行い、低酸素状態を改善する治療である。高気圧下による溶解型酸素の増加、高気圧環境による物理作用の効果、また酸素の分子生物学的効果（酸素毒性）により病態の治療・改善を行う。

a. ボイルの法則（一定の温度では気体の圧力と容積は反比例する）により、圧力が高いほど気体は圧縮される。この作用は減圧症、空気塞栓、イレウスの治療に用いられる。
b. 高気圧酸素治療により圧力依存的に活性酸素が生成され増加する。この活性酸素は殺菌作用を有し、嫌気性菌に対し有効性を示す。
c. ヘンリーの法則（一定の温度で一定量の液体に溶解する気体の量はその気体の圧力に比例する）により、圧力が高いほど溶解型酸素は増加する。動脈血の溶解型酸素量が増加すると、毛細血管内の酸素量が増加し、組織への酸素移動量の増大、拡散速度の上昇、拡散距離の延長により、末梢組織での酸素摂取量が増大する。
d. 高気圧酸素治療による活性窒素の排出促進の報告はない。高気圧酸素治療により排出が促進されるものとして窒素や一酸化炭素などの不活性ガスがあげられる。組織酸素分圧の上昇により組織中の不活性ガスは血液へ移行し、肺循環を介して肺から洗い出される。
e. 二酸化炭素は呼吸回数・換気量の増加により排出を促進させる。

【正解　1】

<文　献>
廣瀬　稔ほか　編：臨床工学講座　生体機能代行装置学　呼吸療法装置　第２版. 医歯薬出版. 2019. P92〜P99
日本臨床高気圧酸素・潜水医学会　監：臨床工学技士のための高気圧酸素治療入門　改訂版. へるす出版. 2013.
　P2、P15、P20〜P22

◆過去５年間に出題された関連問題
　[２８回－午後－問題６４]　　[３２回－午前－問題６８]　　[３２回－午後－問題６３]

[３３回－午前－問題６６]　パルスオキシメータについて正しいのはどれか。（生体機能代行装置学）

1. 紫外光を用いる。
2. 使用前に既知の値と比較して調整する。
3. 酸素ヘモグロビンと脱酸素ヘモグロビンの比を表示する。
4. プローブ（センサ）は使用前に滅菌する。
5. 脈波が検出されていることを確認する。

◆キーワード

パルスオキシメータ　動脈血酸素飽和度

◆解　説

　パルスオキシメータ　とは、酸素化の指標として動脈血酸素飽和度を測定する装置である。パルスオキシメータの動作原理は分光光度測定法と容積脈波法である。

　ヘモグロビンは酸素ヘモグロビン（オキシヘモグロビン）と脱酸素ヘモグロビン（デオキシヘモグロビン）で色が異なる。オキシヘモグロビンは赤色光（660 nm 付近）の吸収が少なく、赤外光（940 nm 付近）をよく吸収する。一方、デオキシヘモグロビンは赤色光をよく吸収し、赤外光の吸収が少ない。このオキシヘモグロビンとデオキシヘモグロビンの２つの電磁波の吸光度の違いを利用し、酸素飽和度を測定する。吸光度に影響を与えるものとして、メトヘモグロビン 、青・緑色のマニュキュアや検査のための静脈製剤の投与などがある。

　測定対象は動脈であるが、プローブ装着部位の指先などには、皮下組織や静脈などの成分が存在しているため、心拍に伴う脈拍を検出して動脈成分の測定を行う。容積脈波の変化をみることができるため、酸素化のみならず末梢循環の指標ともなる。パルスオキシメータのプローブ装着側で、血圧測定などの閉塞や圧迫がある場合や循環不全、皮膚温度の低下に伴う末梢循環障害がある場合は、動脈血酸素飽和度の測定ができない。

1. パルスオキシメータに使用する光は赤色光（660 nm）と赤外光（940 nm）である。
2. 使用前に校正を行う必要はない。
3. 血液中のヘモグロビンのうち酸素ヘモグロビンの割合（パーセント）を表示する。
4. パルスオキシメータのプローブは健常な皮膚に使用するため、滅菌の必要はない。
5. パルスオキシメータは容積脈波法を用いているため、測定部位に脈拍がある場合に測定できる。

【正解　5】

<文　献>

　廣瀬　稔ほか　編：臨床工学講座　生体機能代行装置学　呼吸療法装置　第 2 版. 医歯薬出版. 2019. P180～
　　P186

◆過去５年間に出題された関連問題

　［３１回－午後－問題２０］　　［３２回－午前－問題３０］　　［３２回－午後－問題２２］

調節換気において、人工呼吸器の異常と有害事象との組合せで**誤っている**のはどれか。（生体機能代行装置学）

1. 弁の開放不全 ——————————— 圧損傷
2. 呼吸流路の屈曲 ——————————— 換気の異常
3. 呼吸回路内のリーク ——————————— 低二酸化炭素血症
4. 加温加湿器の停止 ——————————— 喀痰の硬化
5. 吸入気酸素濃度の異常上昇 ——————— 酸素中毒

◆キーワード

調節換気モード　安全対策　有害事象

◆解　説

　調節換気とは、換気量または気道内圧と換気回数を設定して換気を行うことで、換気モードには、間欠的陽圧換気（IPPV：intermittent positive pressure ventilation）、持続的陽圧換気（CPPV：continuous positive pressure ventilation）、吸気呼気比逆転換気（IRV：inversed ratio ventilation）などがある。

　換気量を規定する量規定方式（VCV：volume control ventilation）は１回換気量または分時換気量を設定して換気を行うため、気道内に入る換気量は必ず確保されるという利点がある。一方、患者の病態によって最高気道内圧は変化するため、肺の圧損傷を起こす可能性がある。気道内圧を規定する圧規定方式（PCV：pressure control ventilation）は吸気圧値を設定して換気を行うため、最高気道内圧は一定となり、肺の圧損傷や健常肺の過膨張の危険性は避けられるが、肺コンプライアンスの変化により換気量が変化する欠点がある。

1. 量規定換気の場合、１回に送気されるガス量が決まっている。よって呼気弁の開放不全により十分に呼出できない状態で吸気が送気された場合、肺の圧が上昇し圧損傷となる可能性がある。
2. 呼吸流路の吸気側に屈曲があると患者にガスが送気されず、また呼気側の屈曲では患者が呼出できず換気の異常となる。
3. 呼吸回路内にリークがある場合、圧規定方式であれば軽微なリークは補正される。しかし量規定換気の場合はリーク分が患者に送気されないため換気量低下となり、高二酸化炭素血症となる。
4. 加温加湿器が停止した場合、乾燥した空気が触れる部分が徐々に傷害を受け、線毛上皮細胞傷害、繊毛運動の障害、喀痰の粘稠化・硬化による排痰困難が起こる。
5. 酸素中毒は、活性酸素が生体の解毒機能を超えて有害な作用をきたした状態である。高気圧環境において高濃度酸素を吸入した場合に起こる急性酸素中毒とは異なるが、吸入気酸素濃度が異常に上昇した状態で長時間吸入することにより気道粘膜や肺胞が傷害され、重篤な場合は呼吸不全に陥る。

【正解　3】

<文　献>

　廣瀬　稔ほか　編：臨床工学講座　生体機能代行装置学　呼吸療法装置　第２版. 医歯薬出版. 2019. P91、P120

◆過去５年間に出題された関連問題

　　[２８回－午後－問題６３]　　[３１回－午前－問題６７]　　[３１回－午後－問題６６]

[３３回－午前－問題６８]　圧支持換気（PSV）で設定するのはどれか。（生体機能代行装置学）

a. 吸気圧
b. 吸気時間
c. 最大吸気流量
d. 換気回数
e. PEEP

1. a、b　　　2. a、e　　　3. b、c　　　4. c、d　　　5. d、e

◆キーワード

圧支持換気　補助換気モード

◆解　説

　圧支持換気（PSV：pressure support ventilation）とは補助換気法の一つであり、患者の自発呼吸の吸気時に同期させて陽圧をかける方法である。人工呼吸器は一定の吸気流速以下になるまで、設定したサポート圧を維持する。

　同期式間欠的強制換気（SIMV：synchronized intermittent mandatory ventilation）などと異なる点は呼気相への移行は患者が決め、患者が能動的に換気をリードすることができる。呼気相への転換は、気道内圧が設定値に達して、その吸気相の流速が最大流量の25〜30%に低下したとき、または5L/分程度に低下したときに切り替えるのが基本である。

　PSVは患者の自発呼吸次第で吸気時間、吸気流量、呼気時間、一回換気量、呼吸回数などが変化する。ただし自発呼吸がない患者に使用することはできない。

a. 患者の状態に合わせて適切な支持圧を設定する必要がある。
b. 吸気相から呼気相への転換は吸気流速の減少などをもとに行うため吸気時間の設定はない。
c. 患者の吸気努力に合わせた吸気流量が送られるため最大吸気流量の設定はない。
d. PSVは自発呼吸をトリガーし換気を補助するため、換気回数は患者の自発呼吸努力の回数に依存する。
e. 呼気終末気道陽圧（PEEP：positive end-expiratory pressure）は、呼気終末時に陽圧（3〜5cmH$_2$O）をかけて虚脱しやすい肺胞を開き酸素化能を改善することが目的である。調節換気だけでなく補助換気、自発呼吸時にも設定することができる。

【正解　2】

<文　献>
小野哲章ほか　編：臨床工学技士標準テキスト　第3版増補. 金原出版. 2019. P358〜P359
廣瀬　稔ほか　編：臨床工学講座　生体機能代行装置学　呼吸療法装置　第2版. 医歯薬出版. 2019. P143、P146〜P148

◆過去5年間に出題された関連問題
［２９回－午後－問題６３］

71

[３３回－午前－問題６９]　人工心肺送血ポンプで使用するローラポンプと遠心ポンプとの比較で正しいのは
　どれか。（生体機能代行装置学）

　a. 遠心ポンプの方が血液損傷が起こりやすい。
　b. 遠心ポンプでは流量計は不要である。
　c. 遠心ポンプは長期補助循環に適している。
　d. ローラポンプは回転数による流量制御が容易である。
　e. ローラポンプは回路閉塞時の回路破裂の危険が少ない。

　　1. a、b　　　2. a、e　　　3. b、c　　　4. c、d　　　5. d、e

◆キーワード

遠心ポンプ　ローラポンプ　送血ポンプ

◆解　説

　人工心肺に用いられているポンプは、ローラポンプと遠心ポンプがある。

　ローラポンプはローラでチューブをしごいてチューブ内の液体に流れを作る。Ｕ字型のポンプケーシングにチューブを取り付けるので、回転数とチューブの直径、ポンプケーシングの半径から送血量が決定される。チューブとローラは適切な圧閉度の調節が必要であり、不十分な圧閉では逆流が生じる。また、圧閉がきつすぎる場合には溶血の原因ともなるため、JIS T1603により落差１ｍで成人用輸液セットを用いて6～13滴程度の滴下が生じるように調節するように定められている。

　遠心ポンプはドライブモータと磁気結合させた回転体によりポンプ内部に遠心力を生じさせることで、ポンプの中心部から流入した血液を外周部から吐出させる。ローラポンプと異なりチューブを圧閉する構造ではないため、誤ってチューブが閉塞しても回路が破裂する危険はない一方、設定回転数が同じであっても患者の血圧の変動により送血量が変動するので、流量計の設置が必須である。

a. 遠心ポンプはチューブをしごかないので、ローラポンプより血液損傷が少ない。
b. 遠心ポンプは後負荷により流量が変化するので、流量計が必要である。ローラポンプの流量は計算で求めることができるので、流量計は不要である。
c. 遠心ポンプは血液損傷が少ないので、ECMOやPCPSでの長期使用に適している。また、植込み型補助人工心臓にも使用されている。
d. ローラポンプは後負荷に影響されず回転数に応じた吐出量が得られるため、回転数による流量制御は容易である。
e. ローラポンプはチューブを圧閉して血液を送り出す構造なので、回路閉塞時に回路内圧が上昇し、チューブが破裂する危険がある。

【正解　4】

<文　献>

　見目恭一ほか　編：臨床工学講座　生体機能代行装置学　体外循環装置　第２版. 医歯薬出版. 2019. P26

◆過去５年間に出題された関連問題

　　［２８回－午後－問題７２］　　　［２９回－午後－問題６９］　　　［３０回－午後－問題７０］
　　［３１回－午前－問題６９］　　　［３２回－午後－問題６９］

[３３回－午前－問題７０]　人工心肺装置の目的と構成機器との組合せで正しいのはどれか。（生体機能代行装置学）

a. 出血の回収 ——————— 血液吸引ポンプ
b. 静脈血の酸素加 ——————— 人工肺
c. 肺循環の維持 ——————— 血液ポンプ
d. 余剰水分の排出 ——————— ベントポンプ
e. 貯血槽内の微小気泡除去 ——— 動脈フィルタ

　　1. a、b　　　2. a、e　　　3. b、c　　　4. c、d　　　5. d、e

◆キーワード

人工心肺装置　人工心肺システム

◆解　説

　人工心肺装置は、貯血槽、ポンプ、熱交換器（人工肺と一体化）、人工肺、動脈フィルタ（人工肺と一体化されているタイプもある）、血液濃縮装置、心筋保護装置などで構成される。また、関連周辺機器として、冷温水槽、自己血回収装置などもある。

　構成回路には脱血回路、送血回路、出血を回収する吸引回路（サクション回路）、左心室の減圧のためのベント回路、心停止液・心筋保護夜を送る心筋保護回路、血液を濃縮する血液濃縮器（ヘモコンセントレータ）がある。

a. 出血の回収はローラポンプに設置されたサクション回路で、術野から貯血槽に回収する。
b. 人工肺の機能は静脈血の酸素加、二酸化炭素の除去である。
c. 人工心肺において完全体外循環に移行すると、上下大静脈から貯血槽に脱血するため、一部を除いて肺循環はほぼ途絶する。血液ポンプは全身循環の維持のために、上行大動脈に送血する。
d. 人工心肺管理中は補液や心筋保護液を注入、サクション回路からの洗浄液吸引、尿量の減少などによりヘマトクリット値が低下することがある。その際余剰水分を排出する目的で血液濃縮器（ヘモコンセントレータ）を用いて血液中の水分および一部の小分子量物質を濾過により排出して血液を濃縮する。ベントポンプは心停止下における左心室の減圧のために用いる。
e. 貯血槽内の微小気泡は内蔵されている除泡網により除去される。動脈フィルタは人工肺から出た酸素加血の微小気泡を除去する。

【正解　1】

＜文　献＞

　見目恭一ほか　編：臨床工学講座　生体機能代行装置学　体外循環装置　第2版. 医歯薬出版. 2019. P1、P48

◆過去5年間に出題された関連問題

　［２８回－午前－問題７０］

[３３回－午前－問題７１] 人工心肺による体外循環時に血中カリウム値の上昇を来すのはどれか。（生体機能
代行装置学）

a. 溶　血
b. 代謝性アルカローシス
c. インスリン投与
d. 低体温
e. 心筋保護液注入

1. a、b　　　2. a、e　　　3. b、c　　　4. c、d　　　5. d、e

◆キーワード

電解質　酸塩基平衡　心筋保護

◆解　説

　人工心肺使用時に血中カリウム濃度が上昇する原因には、腎機能低下によるアシドーシスや尿量低下、心筋保護
液投与、輸血、溶血などがある。

　通常、体外循環中の血中電解質濃度は、血液希釈、尿への排出、細胞外液から細胞内液へのシフトなどにより一
般に低下するため、本来は血中カリウム濃度も低下する方向にシフトする。血中カリウム濃度の低下を促進する因
子には低体温、代謝性アルカローシス、インスリンやカルシウムの投与などがある。

　しかし、完全体外循環を伴う人工心肺管理下では、心停止のために高濃度のカリウムを含む心筋保護液を定期注
入または持続注入するため、心停止の時間が長いほど血中カリウム濃度は上昇する。また、ローラポンプの圧閉度
調節が不十分で閉めすぎた場合や、空気や回路などの異物への接触により溶血をきたした際にも、赤血球の細胞内
液が漏出するため血中カリウム濃度が上昇する。

a. 赤血球中のカリウムが漏出するので、溶血により血中カリウム値は上昇する。
b. 代謝性アルカローシスではカリウムは細胞内に移動するので、血中カリウム値は低下する。一方、代謝性アシド
　ーシスでは血中カリウム値は上昇する。
c. インスリンを投与するとカリウムの細胞内シフトが生じ血中カリウム値は低下する。
d. 低体温により血中カリウム値は低下する。
e. 心筋保護液にはカリウムが含まれているので、心筋保護液投与後の血中カリウム値は上昇する。

【正解　2】

<文　献>
　見目恭一ほか　編：臨床工学講座　生体機能代行装置学　体外循環装置　第2版. 医歯薬出版. 2019. P89〜P92
　小野哲章ほか　編：臨床工学技士標準テキスト　第3版増補. 金原出版. 2019. P332〜P344
　上田裕一ほか　編：最新人工心肺. 名古屋大学出版. 2016. P89、P102

◆過去5年間に出題された関連問題

　［28回－午後－問題70］　　　［29回－午前－問題71］　　　［30回－午後－問題71］
　［31回－午前－問題70］　　　［32回－午前－問題70］

［３３回－午前－問題７２］　混合静脈血酸素飽和度($S\bar{v}O_2$)について正しいのはどれか。（生体機能代行装置学）

a. パルスオキシメータで測定できる。

b. 過度の血液希釈によって低下する。

c. 人工心肺中の血液加温時には低下する。

d. 50%では嫌気性代謝が進行する。

e. 80%は低心拍出量状態を意味する。

1. a、b、c　　　2. a、b、e　　　3. a、d、e　　　4. b、c、d　　　5. c、d、e

◆キーワード

混合静脈血酸素飽和度　酸素消費量

◆解　説

　混合静脈血酸素飽和度は全身で酸素を消費したあとの静脈血の酸素飽和度であるため、全身への酸素供給と酸素消費のバランスをみることができる。一般的には肺動脈カテーテルの先端に取り付けたオキシメータにより、上下大静脈、冠状静脈血が混合された静脈血中の酸素飽和度を測定する。一方、完全体外循環での人工心肺管理下では人工心肺回路の脱血測に取り付けたセンサによって測定する。特に人工心肺管理下では拍動を伴う末梢循環が維持できずパルスオキシメータで動脈血の酸素飽和度を測定できないため、混合静脈血酸素飽和度は重要な指標となる。

　混合静脈血酸素飽和度の低下は、酸素供給の不足、送血量の不足、過度の血液希釈などが原因であり、体外循環中は70%以上を維持する必要がある。

a. パルスオキシメータは動脈血酸素飽和度を測定する装置であり、混合静脈血酸素飽和度は測定できない。

b. 酸素飽和度はヘモグロビンと酸素の結合率を示しているため、過度の血液希釈でヘモグロビン量が低下した場合は酸素飽和度の測定値も低下することがある。

c. 血液を加温することで体温が上昇し代謝が活性化するため、酸素消費量が増えて混合静脈血酸素飽和度は低下する。

d. 70%より低い場合は、生体の酸素消費量に対して酸素供給量が不足していることを示し、酸素不足の状態で代謝されるため嫌気的代謝が亢進する。

e. 体温低下などにより代謝が低下している状態では酸素消費量も低下するため、供給された酸素を消費しきれずに混合静脈血酸素飽和度は高値となる。80%は酸素供給量が十分足りていることを意味し、低心拍出量状態であるとは考えにくい。

【正解　4】

＜文　献＞

見目恭一ほか　編：臨床工学講座　生体機能代行装置学　体外循環装置　第２版. 医歯薬出版. 2019. P89〜P92

安達秀雄ほか：人工心肺ハンドブック　改訂２版. 2009. P52、P139

◆過去５年間に出題された関連問題

［２８回－午後－問題７２］　　［３０回－午前－問題７３］

1.　呼吸性アルカローシス
2.　呼吸性アシドーシス
3.　代謝性アシドーシス
4.　呼吸性アルカローシスと代謝性アルカローシスの混合障害
5.　呼吸性アシドーシスと代謝性アシドーシスの混合障害

◆キーワード

アシドーシス　アルカローシス　酸塩基平衡

◆解　説

　pH は酸塩基平衡状態を示す指標であり、血液の pH は 7.40±0.05 に保たれている。この平衡が酸性側である状態をアシドーシス、塩基性（アルカリ性）側である状態をアルカローシスという。酸塩基平衡は呼吸器系による動脈血二酸化炭素分圧（PaCO2）や腎臓による血漿重炭酸イオン濃度（HCO3⁻）によって調節されるため、アシドーシスおよびアルカローシスの要因は PaCO2 の変動に伴う呼吸性と、HCO3⁻の変動に伴う代謝性に分類できる。血液中の二酸化炭素・重炭酸イオンの反応は以下の式で示される。

$$CO_2 + H_2O \Leftrightarrow H_2CO_3 \Leftrightarrow H^+ + HCO_3^-$$

　呼吸機能の異常に伴う PaCO2 の増加により pH が酸性に傾く場合を呼吸性アシドーシス、PaCO2 の減少により pH がアルカリ性に傾く場合を呼吸性アルカローシスという。一方、代謝機能の異常に伴う HCO3⁻の減少により pH が酸性に傾く場合を代謝性アシドーシス、HCO3⁻の増加により pH がアルカリ性に傾く場合を代謝性アルカローシスという。以下に酸塩基平衡に関連する血液ガスの基準範囲を示す。

　　pH　　　：7.40±0.05
　　PaCO2　：40±5 mmHg
　　HCO3⁻　：24±2 mEq／L
　　BE　　　：0±2 mEq／L
　題意より
　　pH 7.69：アルカローシス
　　Pco2 28 mmHg：呼吸性アルカローシス
　　HCO3⁻ 33 mEq/L：代謝性アルカローシス
であることがわかる。
　したがって、呼吸性アルカローシスと代謝性アルカローシスの混合障害と判断できる。

【正解　4】

＜文　献＞
見目恭一ほか　編：臨床工学講座　生体機能代行装置学　体外循環装置　第2版. 医歯薬出版. 2019. P87

◆過去5年間に出題された関連問題
　該当なし

　主として残留塩素が除去される水処理装置はどれか。（生体機能代行装置学）
1. 活性炭濾過装置
2. プレフィルタ
3. 軟水化装置
4. RO 装置
5. エンドトキシン捕捉フィルタ

◆キーワード

残留塩素　水処理装置

◆解　説

　透析液は透析液原液（原薬）を清浄化した超純水（逆浸透水）に溶解させて作成する。この超純水を作成するために水処理装置を用いる。原水中に含まれる細菌やエンドトキシン、遊離塩素などの汚染物質が血液中に入ると、発熱、炎症、溶血、造血作用の低下などを引き起こす。そのため、これらの汚染物質をあらかじめ水処理装置で除去する。

1. 活性炭濾過装置は遊離塩素やクロラミンなどの塩素系化合物や有機物などを吸着除去する。
2. プレフィルタは懸濁粒子や細胞などの比較的大きい物質を除去する。
3. 軟水化装置は陽イオン交換樹脂の Na^+ と原水中の Ca^{2+}、Mg^{2+} などの多価陽イオンを交換して、Ca^{2+}、Mg^{2+} などを吸着除去する。
4. RO（逆浸透）装置はイオン、有機物、バクテリア、パイロジェンなど、理論的には水よりも大きい物質を除去する。
5. エンドトキシン捕捉フィルタはエンドトキシンや細菌などを除去する。

【正解　1】

＜文　献＞

　竹澤真吾ほか　編：臨床工学講座　生体機能代行装置学　血液浄化療法装置　第２版. 医歯薬出版. 2019. P93
　　　〜P99
　小野哲章ほか　編：臨床工学技士標準テキスト　第３版増補. 金原出版. 2019. P403〜P405

◆過去５年間に出題された関連問題
　　[２８回－午後－問題７６]　　[２９回－午後－問題７６]　　[３０回－午後－問題７９]
　　[３１回－午後－問題７７]

[３３回－午前－問題７５] 血液透析用の透析液に含まれる成分はどれか。(生体機能代行装置学)

a. カルシウム

b. カリウム

c. アルブミン

d. イコデキストリン

e. リ　ン

1. a、b　　　2. a、e　　　3. b、c　　　4. c、d　　　5. d、e

◆キーワード

透析液　カルシウム　カリウム　イコデキストリン

◆解　説

　透析液は、尿毒症物質の除去、血漿浸透圧の維持、各種電解質の是正、酸塩基平衡の是正、糖代謝の維持などの重要な役割を担っている。

　血液透析用の透析液には次のようなものが含まれている。

・血液側と濃度勾配を形成して除去すべき物質であるカリウム、マグネシウム

・適度な濃度勾配を維持して過剰な除去を防ぐ必要のあるブドウ糖

・濃度勾配をほぼゼロとして拡散での物質移動を要しないナトリウム、カルシウム

・代謝性アシドーシスを是正する重炭酸水素イオン、酢酸イオンなどのアルカリ化剤

a. カルシウムは血液透析用の透析液に含まれている。

b. カリウムは血液透析用の透析液に含まれている。

c. アルブミンは有用蛋白質であり血液透析用の透析液に含まれていない。

d. イコデキストリンは腹膜透析用の透析液に含まれている。

e. リンは積極的に除去すべきであり、血液透析用の透析液に含まれていない。

【正解　1】

<文　献>

　竹澤真吾ほか　編：臨床工学講座　生体機能代行装置学　血液浄化療法装置　第２版. 医歯薬出版. 2019. P120〜P122

　小野哲章ほか　編：臨床工学技士標準テキスト　第３版増補. 金原出版. 2019. P401〜P402

◆過去５年間に出題された関連問題

　[２８回－午前－問題７８]　　[３０回－午後－問題７７]　　[３１回－午前－問題７７]

[３３回－午前－問題７６]　維持透析用として適切で**ない**バスキュラーアクセスはどれか。（生体機能代行装置学）

1. 自己血管内シャント
2. 人工血管内シャント
3. 動脈表在化法
4. 動脈直接穿刺法
5. 静脈カテーテル法

◆キーワード

内シャント　動脈表在化法　動脈直接穿刺法　静脈カテーテル法

◆解　説

　血液透析を施行する際に血液の出入り口となるのがバスキュラーアクセスである。バスキュラーアクセスは、慢性腎不全で繰り返し使用することを前提にした長期的バスキュラーアクセスと急性腎不全など緊急時の一時的バスキュラーアクセスに大別される。

　長期的バスキュラーアクセス（維持透析用）には自己血管内シャント、人工血管内シャント、動脈表在化、カフ型カテーテルが用いられる。一時的バスキュラーアクセスには動脈直接穿刺法、非カフ型カテーテルがある。

1. 自己血管内シャントは自己の動静脈を直接吻合することでシャント血流を生じさせ、血液透析に必要な血液流量を確保する。維持透析用として適切な長期的バスキュラーアクセスである。
2. 人工血管内シャントは動静脈を人工血管で吻合することでシャント血流を生じさせ、血液透析に必要な血液流量を確保する。維持透析用として適切な長期的バスキュラーアクセスである。
3. 動脈表在化法は上腕動脈を表在化して直接穿刺することで血液流量を確保するバスキュラーアクセスである。維持透析用として適切な長期的バスキュラーアクセスである。
4. 動脈直接穿刺法は動脈へ直接穿刺することで血液流量を確保する一時的バスキュラーアクセスである。
5. 静脈カテーテル法は大腿静脈、内頸静脈などの太い静脈にカテーテルを留置して脱血と返血を行うバスキュラーアクセスである。長期的バスキュラーアクセスではカフが付いたカフ型カテーテルが使用され、一時的バスキュラーアクセスにはカフのない非カフ型カテーテルが使用される。

【正解　4】

＜文　献＞

竹澤真吾ほか　編：臨床工学講座　生体機能代行装置学　血液浄化療法装置　第２版. 医歯薬出版. 2019. P129〜P135

小野哲章ほか　編：臨床工学技士標準テキスト　第３版増補. 金原出版. 2019. P400〜P401

◆過去５年間に出題された関連問題

［２８回－午後－問題７７］　　［２９回－午前－問題７８］　　［３０回－午後－問題７８］

［３２回－午前－問題７７］

[３３回－午前－問題７７]　透析中の血圧低下に対する処置として正しいのはどれか。（生体機能代行装置学）

a. 下肢挙上
b. 透析時間短縮
c. 低Na透析の実施
d. 昇圧薬投与
e. ECUM

1. a、b、c　　　2. a、b、e　　　3. a、d、e　　　4. b、c、d　　　5. c、d、e

◆キーワード

血圧低下　下肢挙上　高Na透析　ECUM

◆解　説

　透析中の血圧低下は、過剰な除水や血漿浸透圧の低下に伴う循環血液量の減少が原因である。あくび、倦怠など脳貧血状態から、意識消失、失禁、ショックを呈することもある。血圧低下に対する処置には、ECUM（Extra Corporeal Ultrafiltration Method）などへの治療方法の変更、高Na透析の実施、昇圧剤の投与、除水速度の軽減、血漿浸透圧の上昇を図り循環血液量を増加させるために50%ブドウ糖や10%NaCL液20mL程度の投与、透析液温度を下げ血管抵抗を上昇させる、下肢挙上し脳血流を確保する、ことなどがある。

a. 低血圧時には脳血流が減少する。そのため、下肢挙上により、脳への血液量を確保する。
b. 透析時間を短縮すると除水速度が上昇し、循環血液量の減少に伴う血圧低下を助長する。急激な血圧の低下時には血液透析を中止することもある。透析時間の短縮は透析不足、除水不足になる可能性がある。
c. 血圧低下時には高Na透析が実施される。高Na透析は血漿浸透圧を上昇させ、循環血液量を増加させる。
d. 昇圧薬を投与して血圧を上昇させる。
e. 治療方法をECUMへ変更することで血漿浸透圧の低下に伴う循環血液量の減少を是正する。

【正解　3】

<文　献>

小野哲章ほか　編：臨床工学技士標準テキスト　第3版増補. 金原出版. 2019. P407
坂井瑠実　監：人体のメカニズムから学ぶ臨床工学　血液浄化学. メジカルビュー社. 2017. P126

◆過去5年間に出題された関連問題

　［２８回－午後－問題７８］

［33回－午前－問題78］ 透析中に連続監視すべき項目はどれか。（生体機能代行装置学）

a. 透析液圧
b. 透析液温度
c. 透析液浸透圧
d. 透析液Na濃度
e. 透析液電気伝導度

1. a、b、c　　　2. a、b、e　　　3. a、d、e　　　4. b、c、d　　　5. c、d、e

◆キーワード

連続監視　透析液圧　透析液温度　透析液電気伝導度

◆解　説

　安全な血液透析を施行するために透析用監視装置は血液側および透析液側の異常を連続監視する。血液側では血液回路内の圧力、静脈圧、気泡を監視し、透析液側では透析液圧、透析液電気伝導度（電解質濃度）、漏血、透析液流量、透析液温度を監視する。

a. 圧力トランスデューサによって透析液の圧力を連続監視する。
b. サーミスタ、白金測温体などによって透析液の温度を連続監視し、高温もしくは低温の透析液の供給を防ぐ。
c. 透析液浸透圧は連続監視しない。
d. 透析液Na濃度は連続監視しない。
e. 電導度計によって透析液の電解質濃度を連続監視し、異常な濃度の透析液をダイアライザへ供給することを防ぐ。

【正解　2】

<文　献>

竹澤真吾ほか　編：臨床工学講座　生体機能代行装置学　血液浄化療法装置. 医歯薬出版. 2011. P127～P128
小野哲章ほか　編：臨床工学技士標準テキスト　第3版. 金原出版. 2016. P402～P403

◆過去5年間に出題された関連問題

［28回－午前－問題79］　　［30回－午前－問題77］　　［32回－午前－問題79］

1. 動脈（脱血）側留置針と回路接続部の離断
2. 補液ラインの閉鎖忘れ
3. ポンプセグメント部回路の破損
4. エアードリップチャンバでの液面調整不良
5. 静脈（返血）側留置針の抜針

◆キーワード

空気誤入

◆解　説

　透析中の空気誤入が起こると重篤化する場合が多い。血液ポンプより上流側は陰圧であるため、何らかの原因で回路離脱が起こると、大量の空気誤入が起こる。これを防ぐため、透析回路、留置針などの接続部はすべてルアーロック化されている。さらに、空気による返血の禁止、透析回路を利用した輸液の禁止などが空気誤入防止のために決められている。空気誤入時の症状は咳嗽、胸部不快感、呼吸困難、血圧低下であり、これらの症状がみられた場合は、ただちに回路遮断し、左側臥位のトレンデレンブルグ体位とし、脳、肺への空気誤入を防止し、酸素投与などの救命救急処置を行う。

1. 動脈（脱血）側留置針と回路接続部は血液ポンプより上流側のため、離断すると陰圧により空気を血液回路内へ引き込んでしまい空気誤入の原因となる。
2. 補液ラインは血液ポンプより上流側のため、閉鎖を忘れると空気を引き込み空気誤入の原因となる。
3. ポンプセグメント部回路が破損すると、破損した部位から空気を引き込む可能性があり空気誤入の原因となる。
4. エアードリップチャンバの液面が低い場合、脱血不良時など静脈圧が低下して液面がさらに低下すると、エアードリップチャンバ内の空気が誤入する可能性がある。
5. 静脈（脱血）側留置針は血液ポンプより下流側のため、抜針しても空気誤入の原因とはならない。

【正解　5】

<文　献>

竹澤真吾ほか　編：臨床工学講座　生体機能代行装置学　血液浄化療法装置　第２版. 医歯薬出版. 2019. P186
　　～P188

◆過去５年間に出題された関連問題

　　[２８回－午後－問題７９]　　[３０回－午前－問題７７]

　回転中心 O で支えられた剛体の棒に図のような荷重が働き、棒は静止している。O 点まわりのモーメントのつり合いを表す式はどれか。（医用機械工学）

1. $J\sin\beta + Ma\sin\theta - Wb = 0$
2. $Ma\sin\theta - Wb = 0$
3. $J\cos\beta + Ma\cos\theta - Wb = 0$
4. $Ma\cos\theta - Wb = 0$
5. $Ma - Wb = 0$

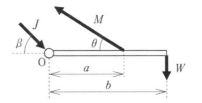

◆キーワード

剛体　モーメントのつり合い

◆解　説

　剛体が回転中心 O で固定され、荷重により静止している時、各荷重が O 点回りに剛体を回転させる力のモーメントはつり合っている。よって、それらの力のモーメントを回転方向（つまり、正か負か）に注意して求め、「力のモーメントの総和」＝「0」の形式で表すことで、O 点回りのモーメントのつり合いを表す式を求めることができる。

　剛体とは、一定の大きさと形をもち、かつ、力を受けても形の変わらない物体のことである。モーメントとは、ある点回りで物体を回転させる働きのこという。右図のように、剛体に作用する荷重（力）を F、回転中心 O から作用線までの長さ（うでの長さ）を L とすると、力のモーメント N の大きさは

$$N = F \times L \qquad (1)$$

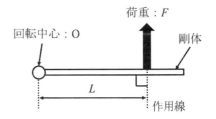

となる。ここで、N には回転方向によって向き、すなわち正負が存在することに注意する。

　今、問題の剛体棒における O 点回りのモーメントのつり合いを考える。剛体棒に働く荷重は、J、M、および W であるので、式 (1) を用いて各荷重についての力のモーメントを求める。回転中心 O に働く荷重 J に関しては、うでの長さ L が 0 であるので、式 (1) よりモーメントも 0 となる。また、モーメントを求める場合、荷重の作用線方向成分に関して式 (1)

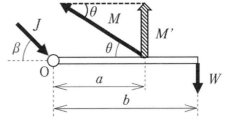

を適用する必要がある。荷重 M の作用線方向成分を M' とすると、$M' = M\sin\theta$（右図参照のこと）ため、モーメントは $M' \times a$ より $M \times \sin\theta \times a$ となる。次に、W に関するモーメントは、$W \times b$ となる。ここで、モーメントの向きを反時計回りに正（＋）、時計回りに負（－）とすると、つり合いの式は次のように求めることができる。

$$Ma\sin\theta - Wb = 0$$

【正解　2】

＜文　献＞

嶋津秀昭ほか　著：臨床工学講座　医用機械工学　第 2 版．医歯薬出版．2011．P17〜P20

馬渕清資ほか　著：臨床工学シリーズ 11　医用機械工学．コロナ社．2007．P92〜P95

◆過去5年間に出題された関連問題

［２８回－午前－問題８０］　　［２９回－午前－問題８０］　　［３０回－午前－問題８０］

[３３回－午前－問題８１] 塑性変形について正しいのはどれか。(医用機械工学)

  a. 外力を取り除くと形状が完全に元に戻る。

  b. 永久ひずみが生じる。

  c. 降伏現象により生じる。

  d. ヤング率により変形が評価できる。

  e. バネのみを用いてモデル化できる。

  1. a、b   2. a、e   3. b、c   4. c、d   5. d、e

◆キーワード

塑性変形　弾性変形

◆解　説

　外力によって物体が変形するとき、外力が大きくなるにつれて物体の変形もどんどん大きくなる。すると、あるところで物体を構成する原子や分子の結合力の限界を超えて、物体の変形量だけが際限なく大きくなる。このように外力に対して際限なく大きくなる変形を塑性変形という。塑性変形した物体は、外力を除いても形状が完全に戻ることはなく、その回復しない変形を永久変形（永久ひずみ）と呼ぶ。塑性変形が始まることを降伏現象と呼ぶ。

　一方で、力（F [N]）が小さく変形量（d [m]）が小さい場合は、変形量が力に比例する。すなわち、その比例定数をk [N/m]とすると、$F = k\,d$の関係（フックの法則）が成り立つ。このように力に比例し、力を除くと回復する変形を、弾性変形と呼ぶ。

a. 外力を取り除くと物体の形状が完全に元に戻るのは弾性変形の場合である。

b. 塑性変形では永久変形が生じるが、このときのひずみ（変形の尺度）を永久ひずみという。

c. 塑性変形は降伏現象によって生じる。

d. ヤング率（E）とは、物体に働く単位面積当たりの力（垂直応力：σ）と、力方向の変形の尺度（縦ひずみ：ε）の比である。すなわち、それらの間には$\sigma = E\varepsilon$ の関係式が成り立つ。この式はフックの法則の一般形であり、弾性変形が評価できる。変形から破断までの過程を、応力と縦ひずみのグラフで右図に示す。

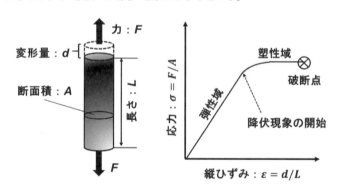

e. 塑性変形は結晶構造の変化等も関与しているため、弾性要素（バネ）のみを用いてはモデル化できない。

【正解　3】

<文　献>

  嶋津秀昭ほか　著：臨床工学講座　医用機械工学　第2版. 医歯薬出版. 2011. P39～P51

  中島章夫ほか　編：臨床工学講座　生体物性・医用材料工学. 医歯薬出版. 2010. P37～P43

  馬渕清資ほか　著：臨床工学シリーズ11　医用機械工学. コロナ社. 2007. P57～P61

◆過去5年間に出題された関連問題

  [２８回－午前－問題８１]　　[２９回－午前－問題８１]　　[３２回－午前－問題８１]

[３３回－午前－問題８２]　流れにおけるベルヌーイの定理について正しいのはどれか。（医用機械工学）
　a．粘性流体に適用される。
　b．力学的エネルギーが保存される。
　c．ひとつの流線上で成立する。
　d．重力とは無関係である。
　e．レイノルズ数を導くことができる。

　　1．a、b　　　2．a、e　　　3．b、c　　　4．c、d　　　5．d、e

◆キーワード

ベルヌーイの定理　流線　レイノルズ数

◆解　説
　ベルヌーイの定理とは、粘性の無視できる流体中の一つの流線（流れの方向を表す仮想的な曲線）上で成立する、力学的エネルギーの保存則のことである。重力による位置エネルギーの保存も内包する。粘性を無視するので、レイノルズ数（慣性の影響と粘性の影響の比率）を導くことはできない。

　流れの中のある流線上で、①流れの様相が時間的に変化しない、②粘性や圧縮性の影響が無視できるほど小さい、③流体の密度が一定である、という条件を満たすとき、流線上で流体が持つエネルギーは保存される。すなわち、次の式（ベルヌーイの定理）が成り立つ。

$$\frac{\rho v^2}{2} + p + \rho gh = \quad （一定）\tag{1}$$

　ここで、ρ は流体の密度［kg/m³］、v は流速［m/s］、p は圧力［Pa］、g は重力加速度［m/s²］、h は基準点からの高さ[m]である。

a．ベルヌーイの定理は粘性の影響が無視できる流体に対して成り立つので、粘性流体には適用できない。
b．式（1）左辺の第1項、第2項、および第3項は、それぞれ単位体積当たりの運動エネルギー、圧力エネルギー、および位置エネルギーに相当するため、ベルヌーイの定理は力学的エネルギーの保存を意味すると考えられる。
c．ベルヌーイの定理は一つの流線上の流体に対して導かれる。
d．ベルヌーイの定理は重力による位置エネルギーの保存を考慮して導かれる。
e．流れの状態には、流線が整然と揃った流れ（層流）と流線が入り乱れた流れ（乱流）がある。層流が乱流に変化する流れの条件は、流速 v [m/s]、密度 ρ [kg/m³]、流路の幅（代表的な長さ）L [m]、及び粘性係数 μ [Pa・s]によって次式のように定まる指標、すなわちレイノルズ数 Re によって判定することができる。

$$Re = \frac{\rho vL}{\mu}\tag{2}$$

　Re では粘性の影響を考慮するので、ベルヌーイの定理から Re を導くことはできない。

【正解　3】

<文　献>
　嶋津秀昭ほか　著：臨床工学講座　医用機械工学　第2版．医歯薬出版．2011．P77～P92
　馬渕清資ほか　著：臨床工学シリーズ11　医用機械工学．コロナ社．2007．P9～P22

◆過去5年間に出題された関連問題
　［２９回－午前－問題８２］　　［３０回－午後－問題８２］　　［３１回－午後－問題８２］

◆キーワード

ドプラ効果

◆解　説

　音は物体中を伝わる縦波（音波）であり、空気中では空気を伝わる粗密波として音源から観測者に届く。観測者は音波の周波数が大きいとき、高い音と感じ、周波数が小さいときは、低い音と感じる。音波が存在する環境で、音源や観測者が移動していると、音源が発する周波数とは異なる周波数の音波が観測者に届く現象が起こる。これをドプラ効果という。

　観測者がv_o[m/s]、音源がv_s[m/s]の速度で移動している場合のドプラ効果を考える。互いに近

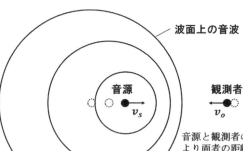

波面上の音波

音源

観測者

音源と観測者の相対運動により両者の距離が近づくと、音波の間隔が小さく、周波数が大きくなる。つまり音が高く聞こえる。

づく方向を正の向きとする。音源で発する音波の周波数f_s[Hz]が、ドプラ効果によって、観測点においてf_o[Hz]の音波として観測されたとき、それらの間には以下の関係式（1）が成り立つ。

$$f_o = f_s \frac{c + v_o}{c - v_s} \tag{1}$$

　ここで、cは音速 [m/s]である。

a.　式（1）より、音源と観測者の間で相対的な速度差が存在する場合、ドプラ効果が生じる。

b.　音源が観測者に接近する時は、v_sおよびv_oが正であるから、式（1）より$f_o > f_s$、つまり、音源よりも高い音が観測者に届く。

c.　ドプラ効果は音だけでなく波動に共通な現象であり、光（電磁波）においても認められる。

d.　山びこは、音波の反射に関する性質に起因した現象である。

e.　ドプラ効果は音波の周波数に関する現象である。振幅に関する現象としては、例えばうなり現象（周波数の近い複数の音波の合成によって振幅が周期的に変化する現象）がある。

【正解　5】

＜文　献＞

嶋津秀昭ほか　著：臨床工学講座　医用機械工学　第2版. 医歯薬出版. 2011. P119～P131

馬渕清資ほか　著：臨床工学シリーズ11　医用機械工学. コロナ社. 2007. P110～P112

◆過去5年間に出題された関連問題

　[２８回－午後－問題８２]　　[２９回－午前－問題８４]　　[３１回－午後－問題８３]

[３３回－午前－問題８４]　注射器に 12 mL の空気を入れ、先端を閉じてピストンを押して、注射器内の圧力を 150 mmHg に上昇させた。このとき注射器内の空気のおよその体積［mL］はどれか。
　　ただし、大気圧を 760 mmHg とし、空気の温度変化はないものとする。(医用機械工学)
　　1.　11
　　2.　10
　　3.　9.0
　　4.　8.0
　　5.　6.0

◆キーワード

ボイルの法則

◆解　説

　圧力 p［Pa］、体積 V［m³］の理想気体が、温度一定の条件下で状態変化するとき、ボイルの法則より次式が成り立つ。

$$pV = （一定） \tag{1}$$

　同一気体の変化前（状態1）と変化後（状態2）に対して式（1）のボイルの法則を適用すると、

$$p_1 V_1 = p_2 V_2 \tag{2}$$

となる。ここで、

　　　　状態1：$p_1 = 760$［mmHg］、$V_1 = 12$［mℓ］

　　　　状態2：$p_2 = 760 + 150 = 910$［mmHg］（注射器内の圧力はゲージ圧と考える）、$V_2 = $（求める量）

を式（2）に代入して V_2 を求めると、

$$V_2 = \frac{p_1}{p_2} V_1 = \frac{760 ［mmHg］}{910 ［mmHg］} \times 12 ［m\ell］ = 10.02 \cdots ≒ 10 ［m\ell］$$

が得られる。

ピストンを押す

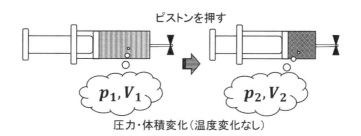

p_1, V_1　　　p_2, V_2

圧力・体積変化（温度変化なし）

【正解　2】

＜文　献＞

嶋津秀昭ほか　著：臨床工学講座　医用機械工学　第2版. 医歯薬出版. 2011. P156～P160
馬渕清資ほか　著：臨床工学シリーズ11　医用機械工学. コロナ社. 2007. P38～P42

◆過去5年間に出題された関連問題
　［３０回－午後－問題８４］

　　　1. 血液の導電率は温度依存性がある。
　　　2. 皮下脂肪の導電率は肝臓の導電率より高い。
　　　3. β分散は細胞の組織構造に依存する。
　　　4. γ分散は水分子の緩和現象に起因する。
　　　5. 静止電位は細胞内外のイオン濃度差による。

◆キーワード

導電率　周波数分散　静止電位

◆解　説

　生体組織は多種多様な細胞の集合体であり、電気特性は異方性や温度依存性を示すうえに、組織によって異なる値を示す。細胞は細胞膜と細胞内液の層状構造をもつため、低周波では導電率が小さく、誘電率が大きい。逆に、高周波では導電率が大きく、誘電率が小さい。したがって、周波数の変化によって誘電率や導電率が変化する分散特性を示す。また、細胞の電気的興奮は細胞膜を介したイオンの能動輸送に由来するものであり、受動輸送のみではなし得ないものである。

1. 電解質はイオン電流による導電性を有し、イオン濃度が増加すれば導電率が増大する。血液中の電解質の電離度は温度上昇に伴って増大し、イオン濃度も増加するため、血液の導電率は増大する。
2. 脂肪は水よりも導電率が低い。すなわち、肝臓よりも脂肪含有率の高い皮下脂肪は肝臓よりも導電率が低い。
3. β分散は細胞の層状構造を原因とし、数 kHz から十数 MHz 程度にみられる。
4. γ分散は水分子が外部の電磁場に追従できなくなる（誘電緩和）ために生じ、20 GHz 付近にみられる。
5. 細胞膜を介した能動輸送により細胞膜の内外にイオン濃度差が生じ、静止電位が発生する。

【正解　2】

<文　献>

　中島章夫ほか　編：臨床工学講座　生体物性・医用材料工学. 医歯薬出版. 2010. P7～P33

◆過去５年間に出題された関連問題

　　　［２８回－午前－問題８５］　　　［２９回－午後－問題８５］　　　［３０回－午前－問題８５］
　　　［３１回－午前－問題８５］　　　［３１回－午後－問題８５］　　　［３２回－午前－問題８５］

[３３回－午前－問題８６]　人体の熱特性について正しいのはどれか。（生体物性材料工学）

a. 熱の産生は1kW 程度である。

b. 人体の皮膚は黒体とみなせる。

c. 体表からの放射エネルギーのピーク波長は赤外領域にある。

d. 呼吸の増加は熱放出を増す。

e. 末梢血管の拡張は熱放出を抑制する。

　1. a、b、c　　　2. a、b、e　　　3. a、d、e　　　4. b、c、d　　　5. c、d、e

◆キーワード

熱放散

◆解　説

　人体では筋肉組織や腹部臓器などで熱を産生しており、深部体温は37℃程度に保たれている。一方で体表面に近い組織においては外気の影響を受けやすい。外気温が深部体温よりも低い場合、熱放射（約60％）、蒸散（約25％）、熱対流（約12％）、熱伝導（約3％）により体内の熱が外界に放出されている。

a. 20 歳の日本人男性の基礎代謝量は 1500 kcal/day 程度であり、これを 1 秒あたりに換算すると約 70 W となる。

b. 黒体はあらゆる電磁波を完全に吸収する仮想的な物体であり、その放射率は 1 である。皮膚の放射率は約 0.98 であるため、近似的に黒体とみなせる。

c. 放射エネルギーのピーク波長は約 10 μm であり、これは赤外領域にあたる。

d. 呼吸の増加により、気道からの熱放出が促進される。

e. 末梢血管の拡張により、皮膚からの熱放出が促進される。

【正解　4】

<文　献>

中島章夫ほか　編：臨床工学講座　生体物性・医用材料工学. 医歯薬出版. 2010. P60～P67

◆過去５年間に出題された関連問題

　　［２８回－午前－問題８７］　　［２９回－午後－問題８８］　　［３１回－午前－問題８７］

　　［３１回－午後－問題８７］　　［３２回－午後－問題８６］

[３３回－午前－問題８７] レーザの生体作用について**誤っている**のはどれか。（生体物性材料工学）

1. 光解離作用 ──────── 鎮　痛
2. 光音響的作用 ────── 熱弾性効果
3. 光化学的作用 ────── 光感受性物質
4. 光機械的作用 ────── 結石破砕
5. 光熱的作用 ──────── タンパク質の凝固

◆キーワード

レーザ

◆解　説

　レーザはエネルギー密度が高く、生体に対して多様な作用をもたらす。光熱的作用、光音響的作用、光機械的作用、光解離作用、光化学的作用が代表的であり、種々の医療機器や治療に応用されている。

1. レーザのエネルギーにより化学結合を解離させる作用である。角膜の屈折矯正等に利用されている。
2. 組織がレーザのエネルギーを熱として吸収し、熱膨張することにより応力波（光音響波）が発生する作用であり、熱弾性効果の一種である。
3. 光感受性物質への吸収波長の光照射によって、化学反応が誘起される作用である。光線力学的治療（PDT）等に利用されている。
4. レーザのエネルギーが熱として組織に吸収されて起こる機械的作用（蒸散閾値以下では光音響的作用同様に熱弾性作用、蒸散閾値以上では蒸散飛散物による反力、プラズマ膨張、水蒸気気泡発生等）である。結石破砕等に利用されている。
5. レーザのエネルギーが熱として組織に吸収される作用である。がんの温熱療法（40〜45℃）やタンパク質凝固（約60℃以上）に利用されている。

【正解　1】

<文　献>

　中島章夫ほか　編：臨床工学講座　生体物性・医用材料工学. 医歯薬出版. 2010. P108〜P115

◆過去５年間に出題された関連問題

　該当なし

[３３回−午前−問題８８]　浸透圧による物質移動はどれか。（生体物性材料工学）

1. 血液から肺胞への二酸化炭素の移動
2. 毛細血管から細胞間質への酸素の移動
3. 組織から静脈毛細血管への間質液の移動
4. 細胞内から細胞外へのナトリウムイオンの移動
5. 尿細管におけるグルコースの再吸収

◆キーワード

浸透圧　能動輸送　受動輸送

◆解　説

　生体内における物質輸送においては、拡散、濾過、浸透といった物理現象に加え、細胞膜を介した物質輸送としてエネルギーを要しない受動輸送と、エネルギーを要する能動輸送がある。受動輸送には輸送タンパク質を介さない単純拡散と輸送タンパク質（輸送体、イオンチャネル）を介する促進拡散がある。一方、能動輸送はみな細胞膜上の輸送タンパク質を介して行われる。

　浸透は半透膜を介して隔てられた溶質濃度の異なる溶液間で起こる物質移動の形態である。半透膜には熱運動する溶媒分子と溶質分子が衝突するが、小分子量の溶媒が半透膜を通過でき、大分子量の溶質が半透膜を通過できない。半透膜に同程度の分子衝突があるとすると、高濃度側からの衝突は通過できる溶媒分子の割合が低く、低濃度側からの衝突は通過できる溶媒分子の割合が高い。よって、低濃度側から高濃度側への溶媒分子の移動が多くなる。

1. 肺胞毛細血管の静脈血は肺胞気よりも二酸化炭素分圧が高く、濃度勾配に従って拡散する。
2. 毛細血管の動脈血は細胞間質よりも酸素分圧が高く、濃度勾配に従って拡散する。
3. 毛細血管壁を構成する内皮細胞は、隣接する細胞間に微細な間隙があり、水やグルコース等の小分子は通過できるが、タンパク質のような大分子は通過できないため、半透膜として作用する。すなわち、組織と静脈毛細血管の間に浸透圧差があれば、浸透によって水分が移動する。
4. Na^+/K^+ポンプによって濃度勾配に逆らって能動輸送される。
5. グルコーストランスポータによる能動輸送（SGLT ファミリー等）および促進拡散（GLUT ファミリー等）の作用による。

【正解　3】

<文　献>

　中島章夫ほか　編：臨床工学講座　生体物性・医用材料工学. 医歯薬出版. 2010. P119〜P138

◆過去５年間に出題された関連問題

　[３０回−午前−問題８８]　　[３２回−午後−問題８７]

[３３回－午前－問題８９]　セルロースによる補体活性化の要因はどれか。（生体物性材料工学）

1. アセチル基
2. 水酸基
3. メチル基
4. 硫酸基
5. カルボニル基

◆キーワード

補体活性化

◆解　説

　補体系は酵素カスケードによる免疫システムである。トリガーとなる刺激により、ある補体（タンパク分解酵素）がターゲットとなるタンパク質を分解し、別の補体が生成するカスケード反応が起こる。最終的には細胞膜上で細胞膜障害性複合体（MAC）を形成し、細菌等の細胞膜に穴を開けて死滅させる（溶菌作用）。

　医用材料が血液と接触することで、補体系が活性化されることがある。血液透析膜として用いられていた再生セルロースが補体系を活性化することで知られており、セルロースに含まれる水酸基（—OH）が補体系のC3を活性化する。したがって、現在は血液透析に再生セルロース膜を用いることはほとんどなく、水酸基をアセチル基（$CH_3COO—$）に置換した酢酸セルロース（CTA）膜や合成高分子膜が用いられている。

　なお、アセチル基、メチル基（$CH_3—$）、硫酸基（$—O—SO_3^-$）、カルボニル基（$—CO—$）のいずれもセルロースには存在しない官能基である。

【正解　2】

<文　献>

中島章夫ほか　編：臨床工学講座　生体物性・医用材料工学. 医歯薬出版. 2010. P186〜P191

◆過去５年間に出題された関連問題

　[２９回－午後－問題９０]

1.
```
  H O
  | ||
 -N-C-O-
```

2.
```
  O H
  || |
 -C-N-
```

3.
```
  H O H
  | || |
 -N-C-N-
```

4.
```
  O
  ||
 -C-O-
```

5. -Si-O-Si-

◆キーワード

化学結合　高分子材料　ポリエステル

◆解　説

エステル結合（―COO―）は、カルボン酸のカルボキシ基（―COOH）とアルコールのヒドロキシ基（―OH）が酸触媒下に脱水縮合して形成される。

乳酸は分子内にカルボキシ基とヒドロキシ基を有しており、乳酸分子間にエステル結合を形成することができる。モノマーである多数の乳酸分子が縮合重合することにより、ポリマーであるポリ乳酸（PLA）が生成する（工業的には乳酸を脱水縮合して低分子量のPLAを得てから、いったん二量体のラクチドにまで分解し、触媒下で脱水縮合させて高分子量のPLAを得る）。PLAのように、多くのエステル結合を有する高分子化合物を総称してポリエステル（PEs）という。なお、ポリエステルにはPLAのほか、ポリエチレンテレフタレート（PET）等のさまざまな種類のものがある。PLAは生体吸収性を有し、エステル結合が加水分解されて低分子化され、最終的には水と二酸化炭素に分解される。

1. ウレタン結合であり、ポリウレタン（PU）等に含まれる。
2. アミド結合であり、ポリアミド（PA）等に含まれる。なお、ナイロンやアラミドはポリアミドに分類される。
3. 尿素結合であり、尿素樹脂（UF）等に含まれる。
4. エステル結合であり、ポリエステル（PEs）等に含まれる。
5. シロキサン結合であり、ポリシロキサン（シリコーン）等に含まれる。

【正解　4】

<文　献>

中島章夫ほか　編：臨床工学講座　生体物性・医用材料工学. 医歯薬出版. 2010. P153～P167

◆過去５年間に出題された関連問題

［２８回－午前－問題９０］　　［２９回－午前－問題９０］

第 33 回臨床工学技士国家試験

午後問題解説

[３３回－午後－問題１]　下記のグラフより、2017年の

従属人口指数［100 × （年少人口 ＋ 老年人口）/（生産年齢人口）］に近いのはどれか。（医学概論）

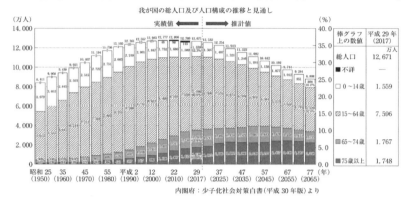

1.　10
2.　30
3.　50
4.　70
5.　100

◆キーワード

従属人口指数　年少人口指数　老年人口指数

◆解　説

　国勢調査による人口統計値では、年代によって年少人口（0～14歳）、生産年齢人口（15～64歳）、老年人口（65歳以上）の３段階に分類する。ここから以下のような指数を算出することができる。

指数	意味	計算式
年少人口指数	生産年齢人口に対する年少人口の相対的な大きさを比較し、生産年齢人口の扶養負担の程度を表すための指標	年少人口指数＝（年少人口／生産年齢人口）×100
老年人口指数	生産年齢人口に対する老年人口の相対的な大きさを比較し、生産年齢人口の扶養負担の程度を表すための指標	老年人口指数＝（老年人口／生産年齢人口）×100
従属人口指数	生産年齢人口に対する年少人口と老年人口の相対的な大きさを比較し、生産年齢人口の扶養負担の程度を表すための指標（年少人口指数＋老年人口指数）	従属人口指数＝｛（年少人口＋老年人口）／生産年齢人口｝×100

　問題の数値を用いると、以下のような数値となる。

$$年少人口指数 = \frac{1559}{7596} \times 100 ≒ 20.5 \quad 老年人口指数 = \frac{1767 + 1748}{7596} \times 100 ≒ 46.3$$

$$従属人口指数 = \frac{1559 + 1767 + 1748}{7596} \times 100 ≒ 66.8$$

【正解　4】

<文　献>

医療情報科学研究所　編：公衆衛生がみえる 2020－2021．メディックメディア．2020．P40

◆過去５年間に出題された関連問題

　該当なし

［３３回－午後－問題２］　医療法に規定されているのはどれか。（医学概論）

  a. 病院の管理

  b. 保健所の開設

  c. 感染症の類型

  d. 診療所の開設

  e. 特定機能病院の要件

  1. a、b、c　　　2. a、b、e　　　3. a、d、e　　　4. b、c、d　　　5. c、d、e

◆キーワード

医療法　特定機能病院

◆解　説

　医療法は医療サービスを提供する「場」と「人（組織）」について定めた法であり、昭和23年に制定され、平成27年には第7次医療法改正が行われている。医療法で定める事項は以下の通りである。

　①医療を受ける者による医療に関する適切な選択を支援する為に必要な事項

　②医療の安全を確保する為に必要な事項

　③病院、診療所及び助産所の開設及び管理に関し必要な事項

　④施設の整備並びに医療提供施設相互間の機能の分担及び連携を推進する為に必要な事項

　病院のなかで、規模と機能面で特定の条件を満たしたものを地域医療支援病院、および臨床研修中核病院、特定機能病院として定義している。特定機能病院は平成4年の第2次医療法改正によって制度化された。高度先端医療行為を必要とする患者に対応する病院として、厚生労働大臣の承認を受けなければならず、一般病院としての設備に加え、集中治療室、無菌病室、医薬品情報管理室を備え、病床数400以上、10以上の診療科、来院患者の紹介率が30%以上であることを条件としている。

b. 保健所の開設は地域保健法によって定められている。

c. 感染症の類型は感染症法によって定められている。

【正解　3】

＜文　献＞

小野哲章ほか　編：臨床工学技士標準テキスト　第3版増補. 金原出版. 2019. P31、P734～P741

◆過去5年間に出題された関連問題

　該当なし

1. ウラシル
2. アデニン
3. チミン
4. シトシン
5. グアニン

◆キーワード

DNA　塩基

◆解　説

　核酸の基本単位はヌクレオチドであり、ヌクレオチドが多数結合したポリヌクレオチドが DNA（デオキシリボ核酸）および RNA（リボ核酸）に分類される。ヌクレオチドは塩基成分と五炭糖からなるヌクレオシドにリン酸が結合してできている。

　塩基成分にはプリン塩基（アデニン：A、グアニン：G）とピリミジン塩基（シトシン：C、チミン：T、ウラシル：U）があり、糖分にはデオキシリボースとリボースがある。

　DNA と RNA の構成成分を以下の表に示す。

	ヌクレオチド			
	ヌクレオシド			
	塩基		五炭糖	リン酸
	プリン塩基	ピリミジン塩基		
DNA	アデニン（A） グアニン（G）	チミン（T） シトシン（C）	デオキシリボース	リン酸
RNA	アデニン（A） グアニン（G）	ウラシル（U） シトシン（C）	リボース	リン酸

1. ウラシルは DNA ではなく、RNA の構成塩基である。

【正解　1】

<文　献>

小野哲章ほか　編：臨床工学技士標準テキスト　第３版増補．金原出版．2019．P112

◆過去５年間に出題された関連問題

　［２８回－午後－問題２］　　［３２回－午後－問題３］

　薬物Ａの繰り返し投与によって耐性が生じた状態では、

　薬物Ａを代謝する酵素の誘導合成は（①）、薬物Ａの排泄は（②）。

1. ①増加して　②増加する
2. ①低下して　②低下する
3. ①不変で　　②低下する
4. ①低下して　②増加する
5. ①増加して　②低下する

◆キーワード

薬物動態　組織耐性　代謝耐性

◆解　説

　体内に投与された薬物は吸収、分布、代謝、排泄の過程を経て体外へ排出される。これを薬物動態という。

　吸収とは、投与部位から毛細血管やリンパ管などを介して全身を循環する血液に入るまでの過程である。分布とは、吸収された薬物が全身循環血中に入り、血中アルブミンなどのタンパク質と結合して各組織や各部位に移行する過程である。代謝とは、主に肝臓で行われる酸化反応を指すが、脂溶性薬物のように腎排泄が難しい薬物を酵素（薬物代謝酵素）によって水溶性の高い誘導体に変換する。代謝されることで薬効が低下、または失われるものもあるが、逆に薬効を発揮するものもある。排泄とは、薬物および代謝産物が尿、糞便、呼気、唾液などにより体外に排出されることである。

　薬物耐性には組織耐性（機能耐性）および代謝耐性がある。組織耐性（機能耐性）とは同一薬物の頻回投与によって、薬効を発揮するための受容体が減少するなどの組織レベルの変化が生じる。代謝耐性とは薬物が作用部位に留まることなく、代謝酵素の誘導合成が増加し、排泄が増加されることで休内濃度が速やかに低下してしまうことで、薬効が生じないことである。

【正解　1】

＜文　献＞

　小野哲章ほか　編：臨床工学技士標準テキスト　第３版増補．金原出版．2019．P135～P137

　植松俊彦ほか　編：臨床薬理学テキスト　改訂第２版．南江堂．2001．P39～P49

◆過去５年間に出題された関連問題

　該当なし

単位(人)

		疾　患	
		あ　り	な　し
検	陽　性	90	30
査	陰　性	10	70

1. 0.10
2. 0.13
3. 0.30
4. 0.70
5. 0.90

◆キーワード

感度　特異度　的中率

◆解　説

　臨床検査を用いて臨床判断を行う際には、その検査がどの程度診断能力をもっているのかを知っておかなければ
ならない。その指標として、感度（真陽性率）・特異度（真陰性率）がある。

　感度とは、疾患を有する群での検査の陽性率であり、特異度とは、疾患をもたない群での検査の陰性率である。
つまり感度や特異度が高いと偽陽性や偽陰性が少なく、陽性≒疾患となる確率が高いといえる。

　また、検査結果と有病率がシンクロしている割合を的中率といい、高いほど偽陽性や偽陰性が少ないことになる。

　それぞれ、以下のように算出することができる。

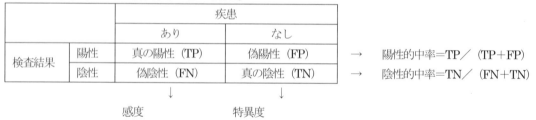

		疾患	
		あり	なし
検査結果	陽性	真の陽性（TP）	偽陽性（FP）
	陰性	偽陰性（FN）	真の陰性（TN）

→　陽性的中率＝TP／（TP＋FP）

→　陰性的中率＝TN／（FN＋TN）

$$感度＝TP／（TP＋FN）　　　特異度＝TN／（FP＋TN）$$

　問題検査結果を用いると、以下のようになる。

　　感　　　度＝90／（90＋10）＝0.9

　　特　異　度＝70／（70＋30）＝0.7

　　陽性的中率＝90／（90＋30）＝0.75

　　陰性的中率＝70／（70＋10）＝0.875

【正解　4】

＜文　献＞
小野哲章ほか　編：臨床工学技士標準テキスト　第３版増補．金原出版．2019．P153～P154

◆過去５年間に出題された関連問題

　　［３１回－午後－問題５］

誤っているのはどれか。（医学概論）

1. 単球は貪食能をもつ。
2. 赤血球の寿命は約 120 日である。
3. 第Ⅶ凝固因子は外因系凝固に関与する。
4. 血漿タンパク質で最も多いのはアルブミンである。
5. 全血液に対する血漿の容積比をヘマトクリットという。

◆キーワード

血球　凝固因子　血漿タンパク質

◆解　説

　血液を大きく分けると、血球と血漿に分けられる。

　血球は赤血球・白血球・血小板に分けられ、それぞれ量や大きさ、寿命、機能などに違いがある。赤血球は酸素輸送に、白血球は免疫機能に、血小板は止血に関与している。全血液に対する血球（主に赤血球）の割合をヘマトクリット値といい、約36〜52％が基準値である。

　血漿タンパク質はアルブミンとグロブリンに分けられ、アルブミンとグロブリンの比を A／G 比といい、1.2〜2.0 が基準値である。このほか、血漿には電解質や血糖、凝固因子が含まれる。

　凝固因子が活性化し、止血が行われる過程を二次止血といい、活性化経路には内因性と外因性がある。内因性経路とは、血液が異物と触れることで活性化し、第Ⅻ因子→第Ⅺ因子→第Ⅸ因子の順に活性化していく。外因性経路とは血管が破壊されることで損傷部位の第Ⅲ因子（組織因子）が活性化し、第Ⅶ因子が最終的に活性化する。

1. 単球は血管外でマクロファージとなり、体内に侵入した異物を貪食し、抗原提示を行う。
2. 赤血球の寿命は約 120 日で、肝臓や脾臓で破壊され、ビリルビンとなる。

【正解　5】

＜文　献＞

小野哲章ほか　編：臨床工学技士標準テキスト　第３版増補．金原出版．2019．P43〜P46

◆過去５年間に出題された関連問題

　該当なし

1. ブドウ糖
2. アミノ酸
3. Na⁺
4. クレアチニン
5. Ca²⁺

◆キーワード

糸球体濾過量（GFR）　イメリンクリアランス

◆解　説

　糸球体濾過量（GFR）とは、腎血流量（RBF）から実際に糸球体で濾過された水分量、つまり原尿量を表し、基本的な腎機能検査値の一つといえる。

　実際にGFRを測定するためには、イヌリンクリアランスを測定する必要がある。イヌリンは糸球体濾過のみで、尿細管から再吸収も分泌もされない。しかし、イヌリンクリアランスは迅速な測定には不向きであり、臨床現場では推算糸球体濾過量（eGFR）が測定されることが多い。

　eGFRは血清クレアチニン値および性別、年齢から以下のように算出される。

$$eGFR[m\ell/1.73m^2] = 194 \times 血清クレアチニン値^{-1.094} \times 年齢^{-0.287}$$　　※女性は左記式に0.739をかける。

【正解　4】

<文　献>

　小野哲章ほか　編：臨床工学技士標準テキスト　第3版増補．金原出版．2019．P66、P635

◆過去5年間に出題された関連問題

　該当なし

　　1.　下垂体 ――――― プロラクチン
　　2.　甲状腺 ――――― トリヨードサイロニン
　　3.　副甲状腺 ――――― エストロゲン
　　4.　精　巣 ――――― アンドロゲン
　　5.　膵　臓 ――――― インスリン

◆キーワード

内分泌臓器　分泌ホルモン

◆解　説

主な内分泌臓器、分泌ホルモンおよび、その作用は以下の通りである。

内分泌臓器		ホルモン	主要作用
下垂体	前葉	成長ホルモン	身体成長促進・血糖上昇
		プロラクチン	乳汁分泌促進
		卵胞刺激ホルモン	エストロゲン分泌促進
		黄体形成ホルモン	プロゲステロンやテストステロンの分泌促進
		甲状腺刺激ホルモン	甲状腺ホルモンの分泌
		副腎皮質刺激ホルモン	副腎皮質ステロイドホルモンの分泌
	後葉	抗利尿ホルモン（バソプレシン）	水分の再吸収促進
		オキシトシン	子宮筋の収縮（分娩時）
松果体		メラトニン	体内時計調整（夜間増加）
甲状腺		トリヨードサイロニン・サイロキシン	代謝亢進
		カルシトニン	血漿カルシウムイオン濃度低下
副甲状腺（上皮小体）		パラソルモン	血漿カルシウムイオン濃度増加
膵臓	α細胞	グルカゴン	血糖値上昇
	β細胞	インスリン	血糖値低下
副腎	皮質	アルドステロン	ナトリウム・水再吸収増大
		コルチゾール	血糖値上昇
	髄質	アドレナリン	心機能亢進、血糖値上昇、解糖・脂質分解促進
		ノルアドレナリン	末梢血管収縮、血圧上昇、脂質分解促進
腎臓		レニン	アンギオテンシンⅠ産生
		エリスロポエチン	赤血球生成誘発・成熟
卵巣	卵胞	エストロゲン	子宮内膜増殖、排卵促進
	黄体	プロゲステロン	黄体形成、排卵抑制
精巣		テストステロン（アンドロゲン）	蛋白合成（筋）

【正解　3】

＜文　献＞

堀川宗之　著：臨床工学ライブラリーシリーズ3　新版エッセンシャル解剖・生理学　第2版．秀潤社．2015．
　　P187～P197

◆過去5年間に出題された関連問題

　　［２９回－午後－問題8］　　［３２回－午後－問題9］

［33回－午後－問題9］ 成人の右下肢全体に熱傷を生じたとき、総体表面積に対する割合はどれか。（臨床医学総論）

　1.　4.5 %

　2.　9 %

　3.　18 %

　4.　27 %

　5.　36 %

◆キーワード

熱傷　重症度

◆解　説

　熱傷では、熱傷面積の大きさが予後や治療方針を決める上で最大の要因であり、9の法則や手掌法、Lund & Browder の法則などの簡易算定法がある。9の法則は頭部1ヶ所（頭部全体）、上肢2ヶ所（左右）、下肢4ヶ所（左右、前面・後面または下腿・大腿）、体幹4ヶ所（前胸部、腹部、胸背部、腰背部および臀部）のすべてを9%で区分し、11ヶ所の9%と陰部の1%を足して100%としており、大まかな面積を容易に推定できるため初期治療の目安に適している。なお、顔面のみおよび片面のみの場合は4.5%とし、体幹前面および後面は18%として算定する。

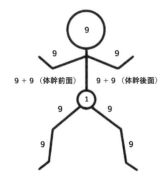

　症例は成人で、熱傷部位は右下肢全体であるため、以下のように計算する。

　　　右下肢全体＝右下肢前面＋右下肢後面

　　　　　　　　＝9%＋9%

　　　　　　　　＝18%

となる。

【正解　3】

＜文　献＞

　日本熱傷学会ほか：熱傷診療ガイドライン　改訂第2版．P13～P14

◆過去5年間に出題された関連問題

　該当なし

［３３回－午後－問題１０］ 肺サルコイドーシスについて正しいのはどれか。（臨床医学総論）

a. 高カリウム血症がみられることが多い。
b. 血清アンギオテンシン変換酵素が低下することが多い。
c. 胸部単純Ｘ線写真の両側肺門リンパ節腫脹が特徴的所見である。
d. 組織生検にて非乾酪性類上皮細胞肉芽腫がみられる。
e. 自然治癒は稀である。

1. a、b   2. a、e   3. b、c   4. c、d   5. d、e

◆キーワード

拘束性肺疾患　サルコイドーシス

◆解　説

サルコイドーシスは全身性疾患であり、特に肺への罹患が最も多く、健診での胸部Ｘ線異常や眼症状（霧視、視力低下など）の有症状で発見することが多い。発症原因は不明であるが、常在菌である Propionibacterium acnes に対する過剰な免疫応答が関与していると考えられている。臨床診断は、組織学的に乾酪壊死を伴わない類上皮細胞肉芽腫を証明、かつ他の肉芽腫性疾患を除外することでできる。臨床経過は極めて多様であり、予後は一般に自覚症状の強さと病変の広がりが関与する。自然治癒することが多いが、生命予後および機能予後を左右する重要臓器では、十分な治療が必要である。

a. 高カルシウム血症がみられることがある。
b. 血中のアンギオテンシン変換酵素やリゾチームが増加することがある。
c. 胸部Ｘ線検査での縦隔および肺門リンパ節腫脹（ラムダ徴候）は肺サルコイドーシスに特徴的な所見である。
d. 生検による乾酪壊死を伴わない類上皮細胞肉芽腫の証明およびその他の肉芽腫性疾患を除外することで確定診断となる。
e. 自然治癒することが多い。

【正解　4】

<文　献>

小野哲章ほか　編：臨床工学技士標準テキスト　第３版増補．金原出版．2019．P588
津田富康ほか　編：サルコイドーシスの治療、サルコイドーシスとその他の肉芽腫性疾患．克誠堂出版．2006.
　　P190～P201

◆過去５年間に出題された関連問題

［２９回－午前－問題１１］　　［３０回－午後－問題１１］　　［３１回－午前－問題１１］

［３３回－午後－問題１１］　我が国で現在の死亡数第１位のがんはどれか。（臨床医学総論）
1. 胃　癌
2. 肺　癌
3. 乳　癌
4. 大腸癌
5. 前立腺癌

◆キーワード

公衆衛生　疫学と衛生統計　人口動態統計

◆解　説

　１年ごとに厚生労働省より人口動態統計が発表され、人口の変動に関する項目として死亡数が調査される。2019年の我が国の死亡数は137.6万人であり、全死亡中の死因割合第１位は悪性新生物である。悪性新生物による死亡数の部位別では、男性：第１位は肺、第２位は胃、第３位は大腸、女性：第１位は大腸、第２位は肺、第３位は膵臓である。

【正解　2】

＜文　献＞

　厚生労働省：人口動態調査

　　　https://www.mhlw.go.jp/toukei/list/81-1.html

◆過去５年間に出題された関連問題

　該当なし

[３３回－午後－問題１２]　血圧上昇の機序として**誤っている**のはどれか。（臨床医学総論）

　　a. 交感神経の緊張

　　b. 心拍出量の増加

　　c. 遺伝的素因

　　d. 血管拡張

　　e. 腎臓からのナトリウム排泄増加

　　1. a、b　　　2. a、e　　　3. b、c　　　4. c、d　　　5. d、e

◆キーワード

循環　血圧とその調整

◆解　説

　血圧は、心拍出量の増加と末梢血管抵抗の増加によって上昇する。心拍出量の増加は、腎機能低下などを引き起こし、増加した体内のナトリウム濃度を一定にするために水分量が増加する。その結果、循環血液量が増加し、血圧上昇にかかわる。一方、末梢血管抵抗の増加は動脈硬化により血管内径が狭くなっていることが血圧上昇にかかわる。また、交感神経の活性化により副腎から分泌されるカテコールアミンが、直接的に心拍出量の増加および血管抵抗の増加にかかわるほか、腎臓に働きかけてレニンなどの昇圧ホルモン分泌を促す。

a. 交感神経の活性化をあらわしており、血圧は上昇する。

b. 心拍出量の増加は、血圧上昇の要因となる。

c. 高血圧は、原因不明な本態性と基礎疾患の部分的症状として発症する二次性に分かれ、本態性高血圧は異なった遺伝要因と環境要因により引き起こされる多因子遺伝病であると考えられている。

d. 末梢血管の拡張により血圧が低下する。

e. 腎臓からのナトリウム排泄が増加すると、体内のナトリウム濃度を一定にするために循環血液量が減少し血圧が低下する。

【正解　5】

<文　献>

篠原一彦ほか　編：臨床工学講座　臨床医学総論. 医歯薬出版. 2018. P88

河合　忠ほか　編：異常値が出るメカニズム　第６版. 医学書院. 2013. P332～P336

◆過去５年間に出題された関連問題

　　[２８回－午前－問題１３]　　[３０回－午後－問題１３]　　[３１回－午前－問題１３]

　　[３２回－午後－問題１２]　　[３２回－午後－問題１３]

[３３回－午後－問題１３]　拡張期心雑音が聴取されるのはどれか。（臨床医学総論）

a. 僧帽弁閉鎖不全症

b. 僧帽弁狭窄症

c. 大動脈弁閉鎖不全症

d. 大動脈弁狭窄症

e. 三尖弁閉鎖不全症

1. a、b　　　2. a、e　　　3. b、c　　　4. c、d　　　5. d、e

◆キーワード

心臓病学　弁膜症

◆解　説

　心雑音とは、Ⅰ音とⅡ音以外の心音の総称である。拡張期心雑音は、心室が拡張する際に発生する異常心音であり、拡張期に本来開放される僧帽弁または本来閉鎖される大動脈弁からの雑音である。一方、収縮期雑音は、心室が収縮する際に本来閉鎖される僧帽弁または本来開放される大動脈弁からの雑音である。

a. 僧帽弁が閉鎖するのは収縮期であるため、収縮期雑音である。

b. 僧帽弁が開放するのは拡張期であるため、拡張期雑音である。

c. 大動脈弁が閉鎖するのは拡張期であるため、拡張期雑音である。

d. 大動脈弁が開放するのは収縮期であるため、収縮期雑音である。

e. 三尖弁閉鎖不全により、静脈灌流による逆流性血流が増加し、全収縮期雑音が聴取される。吸気により増強し呼気により減弱する（Rivero-Carvallo 徴候）。

【正解　3】

<文　献>

小野哲章ほか　編：臨床工学技士標準テキスト　第３版増補. 金原出版. 2019. P610～P618

◆過去５年間に出題された関連問題

　　[２９回－午後－問題１３]　　[３２回－午前－問題１３]

　　　1. 内臓脂肪蓄積
　　　2. 血清脂質異常
　　　3. 血清尿酸高値
　　　4. 血圧上昇
　　　5. 高血糖

◆キーワード

代謝性疾患　メタボリック症候群

◆解　説

　近年、メタボリックシンドローム（内臓脂肪症候群）は運動不足や栄養過多による生活習慣病から肥満、特に内臓脂肪の蓄積があり、その結果脂肪組織からのアディポサイトカインの分泌異常やインスリン抵抗性の増加を招くことで注目を浴びている。その診断基準を以下の表にまとめる。

必須項目	腹部肥満	・ウエスト周囲径	男性≧85cm 女性≧90cm（内臓脂肪面積：男女とも≧100cm²相当）
		＋	
選択項目（2項目以上）	①血清	・空腹時血糖	≧110mg/dL
	②脂質	・高トリグリセリド血症	≧150mg/dL かつ/または
		・低HDLコレステロール血症	＜40mg/dL
	③血圧	・収縮期血圧	≧130mmHg かつ/または
		・拡張期血圧	≧85mmHg

1. 内臓脂肪面積が男女ともに≧100 cm²に相当することは診断基準の必須項目である。またCTスキャンなどで内臓脂肪量測定を行うことが推奨されている。

2. 高トリグリセリド血症（≧150 mg/dL）かつ/または低HDLコレステロール血症（＜40 mg/dL）であることは診断基準に含まれる。

3. 血清尿酸値は診断基準に含まれない。

4. 収縮期血圧 ≧130 mmHg かつ/または拡張期血圧 ≧85 mmHg であることは診断基準に含まれる。

5. 空腹時血糖 ≧110 mg/dL であることは診断基準に含まれる。

【正解　3】

<＜文　献＞
　小野哲章ほか　編：臨床工学技士標準テキスト　第3版増補. 金原出版. 2016. P661～P662
　河合　忠ほか　編：異常値の出るメカニズム　第6版. 医学書院. 2013. P180～P181

◆過去5年間に出題された関連問題
　該当なし

[３３回－午後－問題１５] 正しい組合せはどれか。(臨床医学総論)

a. くも膜下出血 ——————— 動脈瘤破裂
b. 重症筋無力症 ——————— 神経筋接合部の障害
c. パーキンソン病 ——————— βアミロイドの沈着
d. アルツハイマー病 ——————— 中脳黒質の神経細胞の変性
e. 筋萎縮性側索硬化症 ——— 運動ニューロンの変性

1. a、b、c　　2. a、b、e　　3. a、d、e　　4. b、c、d　　5. c、d、e

◆キーワード

くも膜下出血　重症筋無力症　パーキンソン病　アルツハイマー病　筋委縮性側索硬化症

◆解　説

a. くも膜下出血をきたす危険因子としては脳動脈瘤や脳動静脈奇形の存在、喫煙習慣、高血圧保有、過度の飲酒などがあげられる。

b. 重症筋無力症 (myasthenia gravis：MG) は、神経筋接合部のシナプス後膜上にあるいくつかの標的抗原に対する自己抗体の作用により、神経筋接合部の刺激伝達が障害されて生じる自己免疫疾患である。

c. パーキンソン病は、中脳黒質のドーパミン神経細胞内にαシヌクレインというタンパク質が蓄積し、正常のドーパミン神経細胞が減少することで発症する疾患である。

d. アルツハイマー病は、病理学的に神経原線維変化とアミロイドの変化を特徴とし、大脳皮質や海馬、前脳底部で神経細胞死、シナプス減少、アセチルコリン低下が起こることで認知症を発症する。

e. 筋委縮性側索硬化症 (amyotrophic lateral sclerosis：ALS) は、上位運動ニューロンと下位運動ニューロン両者の神経細胞が散発性・進行性に変性脱落する神経変性疾患である。

【正解　2】

<文　献>

小野哲章ほか　編：臨床工学技士標準テキスト　第３版増補. 金原出版. 2019. P695～P698
日本神経治療学会ほか：脳卒中治療ガイドライン. 協和企画. 2015. P234～P239
日本神経学会ほか：重症筋無力症診療ガイドライン. 南江堂. 2014. P2～P4
日本神経学会ほか：パーキンソン病診療ガイドライン. 医学書院. 2018. P1～P17
日本神経学会ほか：認知症疾患診療ガイドライン. 医学書院. 2017. P204～P223
日本神経学会ほか：筋委縮性側索硬化症診療ガイドライン. 南江堂. 2013. P10～P16

◆過去５年間に出題された関連問題

［２８回－午後－問題１５］　　［３１回－午前－問題１６］

[３３回－午後－問題１６]　腎前性腎不全の原因となる疾患・病態はどれか。（臨床医学総論）

1. 出血性ショック
2. 横紋筋融解症
3. 両側性尿路結石
4. 造影剤による腎不全
5. 溶血性尿毒症症候群

◆キーワード

急性腎不全　腎前性

◆解　説

　急性腎不全は、その原因により腎前性、腎性、腎後性の３病型に分類される。腎そのものには異常がなく、ショックや低血圧などが原因となる腎前性腎不全では、代表的な病態として心拍出量の低下や心筋梗塞、心不全がある。腎実質の異常であり、原因疾患の治療や腎毒性物質などが原因となる腎性では、代表的な病態として腎梗塞や薬剤性腎障害がある。また尿路結石や腫瘍などによる尿路の通過障害が原因になるのが腎後性である。

1. 出血性ショックによる循環血液量減少により、腎臓、肝臓、腸管、骨格筋などの組織レベルで低灌流と臓器損傷が生じ、多臓器不全となる。
2. 横紋筋融解症により、腎毒性物質が血液中に放出され腎不全となることがある。
3. 尿路結石により、水腎症を呈することで腎不全となることがある。
4. 造影CT検査などで用いるヨードなどの造影剤は腎毒性物質であり、腎不全となることがある。
5. 溶血性尿毒症症候群により、腎臓の毛細血管内に血栓が生じ、腎梗塞を引き起こすことがある。

【正解　1】

＜文　献＞

篠原一彦ほか　編：臨床工学講座　臨床医学総論. 医歯薬出版. 2018. P161

小野哲章ほか　編：臨床工学技士標準テキスト　第３版増補. 金原出版. 2019. P644〜P646

◆過去５年間に出題された関連問題

［２９回－午前－問題１８］　　［３２回－午後－問題１８］

[３３回－午後－問題１７] ワクチンによる予防効果が期待されているのはどれか。（臨床医学総論）
1. 膀胱癌
2. 前立腺癌
3. 卵巣癌
4. 子宮体癌
5. 子宮頸癌

◆キーワード

癌 ワクチン ヒトパピローマウイルス

◆解 説

　感染症により発生する癌は、原因病原体に対するワクチンを接種し、能動免疫を獲得させて感染を防ぐことにより、癌の予防効果が期待される。子宮頸癌は子宮頸部へのヒトパピローマウイルス（HPV）感染により発生する癌であり、したがって、HPVに対するワクチンによって予防効果が期待される。

1. 最も重要な危険因子は喫煙であり、他に芳香族アミンなどが危険因子であるが、感染症とは関連がなく、予防効果は期待できない。
2. アンドロゲンで発育が促進され、エストロゲンで抑制されるが、感染症との関連はない。
3. 欧米型の食生活、肥満、卵巣子宮内膜症、ホルモン異常、不妊、遺伝因子などの危険因子が知られているが、感染症との関連はない。
4. 肥満、エストロゲン製剤、ホルモン異常、不妊などの危険因子が知られているが、感染症との関連はない。
5. ワクチンによりHPV感染を防ぐことによって予防効果が期待される。

【正解 5】

<文 献>

小野哲章ほか　編：臨床工学技士標準テキスト　第3版増補. 金原出版. 2019. P643〜P644
　医療情報科学研究所　編：病気が見えるシリーズ　vol8. 腎・泌尿器　第1版. メディックメディア. 2012. P266
　　〜P281
　医療情報科学研究所　編：病気が見えるシリーズ　vol9. 婦人科・乳腺外科　第4版. メディックメディア. 2018.
　　P156、P162、P171

◆過去5年間に出題された関連問題

　該当なし

[３３回－午後－問題１８]　白血球除去療法が適応となる疾患はどれか。（臨床医学総論）

1. 逆流性食道炎
2. 急性膵炎
3. 急性胆管炎
4. 潰瘍性大腸炎
5. 急性肝炎

◆キーワード

炎症性腸疾患　直接血液灌流　血球吸着器

◆解　説

　白血球除去療法は血液中の白血球などを除去する治療法である。以前は遠心分離法も用いられていたが、最近はもっぱらカラムによる吸着療法が行われている。カラムにはポリエチレンテレフタレート不織布を用いたカラムと酢酸セルロースビーズを用いたカラムがある。後者は顆粒球吸着療法（GCAP）と言われるので、白血球除去療法（LCAP）は狭義には前者のみを指す。現在白血球除去療法（LCAP）の保険適応があるのは、潰瘍性大腸炎と関節リウマチのみであり、GCAPは潰瘍性大腸炎とクローン病に適応がある。したがって選択枝４のみが該当することになる。

【正解　4】

<文　献>

小野哲章ほか　編：臨床工学技士標準テキスト　第３版増補. 金原出版. 2019. P665

野入英世、花房規男　編：アフェレシス療法　ポケットマニュアル　第２版. 医歯薬出版. 2012. P83

◆過去５年間に出題された関連問題

　［２８回－午前－問題７６］

1. 好中球
2. リンパ球
3. 好酸球
4. 赤血球
5. 血小板

◆キーワード

血球成分　エリスロポエチン

◆解　説

　造血幹細胞は、まず骨髄系細胞とリンパ系細胞に分化する。骨髄系細胞はその後、赤芽球系、顆粒球・単球系、好酸球系、好塩基球系、巨核球系細胞に分かれる。エリスロポエチンは腎尿細管周囲の線維芽細胞から産生され、赤芽球系細胞から、赤芽球への分化・誘導を導く。赤芽球はその後、網赤血球となり、最終的に赤血球となる。

1. 顆粒球・単球系細胞からG-CSFにより骨髄芽球、好中球へ分化・誘導される。
2. リンパ系細胞から、インターロイキンによりリンパ芽球、リンパ球へ分化・誘導される。
3. 明らかになっていないが、エリスロポエチンにより分化・誘導されることはない。
4. エリスロポエチンは腎尿細管周囲の線維芽細胞から産生され、赤芽球系細胞から赤芽球への分化・誘導を導く。赤芽球はその後、網赤血球となり、最終的に赤血球となる。
5. 巨核球系細胞からトロンボポエチンにより巨核芽球、巨核球、血小板へ分化・誘導される。

【正解　4】

<文　献>

医療情報科学研究所　編：病気が見えるシリーズ　vol 5．血液．メディックメディア．2013．P6

◆過去５年間に出題された関連問題

　該当なし

[３３回－午後－問題２０] パルスオキシメータによる酸素飽和度の測定値について正しいのはどれか。（臨床医学総論）

a. 一酸化炭素ヘモグロビンの存在は影響しない。
b. 検査用色素のインジゴカルミンは影響しない。
c. 同じ酸素分圧でもアシドーシスでは高くなる。
d. 同じ酸素分圧でも体温が上昇すると低くなる。
e. 末梢循環不全では信頼度が低下する。

1. a、b　　2. a、e　　3. b、c　　4. c、d　　5. d、e

◆キーワード

パルスオキシメータ　酸素飽和度　酸素解離曲線

◆解　説

　酸素解離曲線の偏位は酸素飽和度に影響するので、パルスオキシメータの測定値に影響する。パルスオキシメータの測定値に影響を与える因子としては、装着不良、体動・電磁波・外部光、血管収縮や圧迫による循環不全、異常ヘモグロビン、体内に注入された色素、マニキュアなどがある。酸素解離曲線の左方偏位はヘモグロビンの酸素に対する親和性の上昇、つまり同じ酸素分圧での酸素飽和度の上昇を意味する。逆に右方偏位は親和性の低下、つまり酸素飽和度の低下を意味する。体温上昇、動脈血二酸化炭素分圧の上昇、pH の低下、2,3-ジホスホグリセリン酸の上昇などの代謝亢進状態はヘモグロビン解離曲線を右方偏位させ、ヘモグロビンが酸素を放しやすくなり組織への酸素供給が容易になる。

a. 一酸化炭素ヘモグロビンは赤色光と赤外光の吸光度の比が酸素飽和度の低いときの血液と類似するため、酸素飽和度に影響する。
b. インジゴカルミンの赤色光と赤外光の吸光度の比は還元ヘモグロビンと似るため、酸素飽和度は低くなる。
c. 酸素解離曲線の右方偏位のため、同じ酸素分圧でも酸素飽和度は低くなる。
d. 酸素解離曲線の右方偏位のため、同じ酸素分圧でも酸素飽和度は低くなる。
e. 末梢循環不全では拍動による透過光量の変動情報が得られず、測定が困難になり、信頼性が低下する。

【正解　5】

＜文　献＞

石原　謙ほか　編：臨床工学講座　生体計測装置学. 医歯薬出版. 2010. P155〜P159

日本呼吸器学会　編：パルスオキシメータ ハンドブック

https://www.jrs.or.jp/uploads/uploads/files/guidelines/pulse-oximeter_medical.pdf

◆過去５年間に出題された関連問題

[２８回－午後－問題２０]　　[２９回－午後－問題２０]　　[３１回－午後－問題２０]
[３２回－午後－問題２２]

［３３回－午後－問題２１］　ICU 内に設置すべき医療機器はどれか。（臨床医学総論）

a. 人工呼吸器
b. 除細動器
c. 心電図モニタ
d. 消化器内視鏡
e. 人工心肺装置

　1. a、b、c　　　2. a、b、e　　　3. a、d、e　　　4. b、c、d　　　5. c、d、e

◆キーワード

ICU　適応と病態　患者モニタ

◆解　説

　集中治療は、急性に発症した生体の重要臓器の機能不全に対して、臓器機能を集中的に監視・評価し、診療科横断的に集学的な治療を行うことをいい、ICU はその集中治療が行われるユニットである。生命維持に重要な臓器機能を回復するために、人工呼吸、腎代替療法・血液浄化療法、低体温療法、体外循環補助、体外式膜型人工肺（ECMO）などの治療が行われる。心・肺の急激な病態変化に迅速に対応するため、心電図モニタ、人工呼吸器、除細動器などは常備すべきである。

a. 重症呼吸不全の治療に用いるために、ICU 内に設置する。
b. 重篤な病態を背景として、無脈性心室性頻拍や心室細動が発生する可能性があり、設置する。
c. 重篤な病態を背景とした心拍数の変化や不整脈をモニタするために、設置する。
d. 消化器内視鏡検査は重症患者の消化管出血などの際に ICU で実施される可能性はあるが、実施時に持ち込まれるのが普通であり、ICU 内に設置する必要はない。
e. 人工心肺装置は ECMO とは異なり開心術の際に手術室で用いられるので、ICU 内に設置する必要はない。

【正解　1】

<文　献>
小野哲章ほか　編：臨床工学技士標準テキスト　第３版増補. 金原出版. 2019. P712～P716
篠原一彦ほか　編：臨床工学講座　臨床医学総論. 医歯薬出版. 2012. P253～P257

◆過去５年間に出題された関連問題
　［２８回－午後－問題２１］

　　a. 手袋を着用して処置をした場合、手袋取り外し後の手指衛生は不要である。

　　b. 標準予防策では、手袋、マスク、ガウン等の着用基準を定めている。

　　c. 患者の唾液は感染性があるものとして扱う。

　　d. 麻疹感染者の部屋への入室時にはN95マスクを着用する。

　　e. 入院前から感染し入院後に発症した場合、院内感染症とみなされる。

　　1. a、b、c　　　　2. a、b、e　　　　3. a、d、e　　　　4. b、c、d　　　　5. c、d、e

◆キーワード

医療関連感染（院内感染）　標準予防策

◆解　説

　病院などの医療施設において、患者や医療従事者が新たに感染症に罹患することを医療関連感染という。以前は院内感染と呼んでおり、特に患者においては、原疾患とは別に入院後 48 時間以降に罹患したものを院内感染と称していた。現在は在宅医療などで、病院外でも医療行為を行うことが増えており、すべてを総称して医療関連感染と呼ぶ。院内感染を予防するには標準予防策が重要で、血液、分泌物（汗は除く）、排泄物、粘膜、傷のある皮膚は、感染性をもつものとして扱う。対象は感染患者に限らず、すべての患者を対象とする。手指衛生、手袋や必要に応じてプラスチックエプロン、マスク、ゴーグルを着用し、注射針のリキャップは禁止し、感染性廃棄物の適切な分別・処理を行う。

a. 手袋を着用していても、診察後や処置後に手袋を外したときは必ず手洗いをする。

b. 飛沫感染予防にゴーグルやサージカルマスク、空気感染予防に N95 マスク、接触感染予防に手袋、プラスチックエプロンの着用が求められる。

c. 唾液は分泌物であり感染性があるものとして扱う。

d. 麻疹は空気感染するので、N95 マスクを着用する。

e. 入院後 48 時間以降に発症した場合、院内感染とみなされる。

【正解　4】

<文　献>

　小野哲章ほか　編：臨床工学技士標準テキスト　第 3 版増補．金原出版．2019．P718〜P722

　医療情報科学研究所　編：病気が見えるシリーズ　vol 6　免疫・膠原病・感染症．メディックメディア．2011．
　　　P122〜P124

◆過去５年間に出題された関連問題

　　［２９回−午後−問題２２］　　［３０回−午後−問題２３］　　［３２回−午前−問題２３］

　　　1. インシデントの背景には数多くのアクシデントが存在する。

　　　2. 入院患者が転倒したが、怪我はなかったので報告しなかった。

　　　3. 電子カルテを導入すれば患者誤認のリスクはなくなる。

　　　4. 与薬前に薬品名と患者名を同僚とダブルチェックした。

　　　5. 医療事故を減らすには原因追及よりも責任追及が重要である。

◆キーワード

医療安全　インシデント　アクシデント　　患者確認　医療事故

◆解　説

　医療安全とは、医療事故や紛争を起こさないための方策とともに、医療事故や紛争が起こった場合の対応策に取り組むことをいう。

1. ミスをしたが患者に影響はなかった場合をインシデントといい、アクシデントは直接患者に影響があった場合のことをいう。この場合のアクシデントは医療事故と呼ばれ、ミスを医療過誤という。ハインリッヒは同種類の事故330件を分析し、300件は何も影響がなく（インシデント）、29件の軽微な事故と1件の重大事故（あわせてアクシデント）があったと報告した。これはハインリッヒの法則と呼ばれアクシデントの背景には数多くのインシデントが存在することを意味する。

2. アクシデントをなくすためには、インシデントの発生をできるだけ抑える必要があり、そのためにはインシデントが起こった背景・原因を明らかにする必要がある。したがって、怪我（アクシデント）はなくとも転倒（インシデント）が発生したら報告する。

3. 電子カルテを導入することで、病院全体で情報を共有・一元管理でき、業務の効率化やミスを減らすことは可能だが、患者誤認のリスクはなくならない。

4. ダブルチェックとは、2人の人が再度チェック・確認をすることを意味し、ミスを減らす効果がある。

5. 医療事故を減らすには、事故がどのような過程で起こったか、問題点を抽出・整理し、なぜ起こったか背景・要因を探索し分析する。そしてヒトは間違いを犯すという前提に立って、再発防止システムを構築することが重要である。医療従事者はミスについて責任を負わなければならないが、責任追及にばかり重点が置かれると、むしろ責任追及を逃れるための隠蔽につながる可能性があり、医療事故の抑制には結びつかない。

【正解　4】

＜文　献＞

　小野哲章ほか　編：臨床工学技士標準テキスト　第3版増補．金原出版．2019．P24～P25

◆過去5年間に出題された関連問題

　　［２８回－午前－問題２４］　　［２９回－午前－問題２］　　［３２回－午後－問題２４］

　　a.　自然免疫の主体はリンパ球である。

　　b.　好中球は抗原を取り込み、情報を提示する。

　　c.　T 細胞は細胞表面上の T 細胞レセプタで抗原を認識する。

　　d.　B 細胞は免疫グロブリンの産生に関与する。

　　e.　一次免疫応答では IgA の産生が主体である。

　　1.　a、b　　　　2.　a、e　　　　3.　b、c　　　　4.　c、d　　　　5.　d、e

◆キーワード

自然免疫　獲得免疫　液性免疫　細胞性免疫

◆解　説

　免疫とは自己、非自己を識別し、非自己を選択的に排除するための機構である。外来物（異物、病原体）および一部の自己由来物（悪性腫瘍、老廃組織、感染細胞）を排除する。免疫は自然免疫と獲得免疫の連携によって担われる。自然免疫は異物の侵入に対して即時的・直接的に起こる非特異的な生体防御反応で、生体が生まれながらにして有している。体表面における自然免疫は皮膚、粘膜、粘液（リゾチーム、ラクトフェリン）、胃液、消化酵素、線毛運動、蠕動運動、常在細菌叢である。体内組織内の自然免疫であるマクロファージや好中球は侵入した細菌を貪食し、リンパ系細胞である NK（natural killer）細胞はウイルス感染細胞や腫瘍細胞に作用し細胞死（アポトーシス）を誘導する。獲得免疫はリンパ球（B 細胞・T 細胞）による抗原特異的な免疫反応である。抗原提示細胞であるマクロファージ、樹状細胞、B 細胞が抗原をヘルパーT 細胞や細胞毒性 T リンパ球に提示することにより細胞性免疫、液性免疫を活性化する。

a.　自然免疫の主体はマクロファージ、好中球、NK 細胞である。

b.　抗原を取り込み、情報を提示するのはマクロファージ、樹状細胞である。

c.　T 細胞は細胞表面の T 細胞受容体（TCR）により抗原を認識するが、その際、抗原提示細胞がもつ主要組織適合遺伝子複合体（MHC）を必要とする。

d.　B 細胞は抗原提示を受けたヘルパーT 細胞の分泌するサイトカインにより増殖し、形質細胞に分化し抗体（免疫グロブリン）産生を行う。

e.　抗原が侵入し液性免疫が発動すると、まず抗原特異的な IgM が産生され、その後クラススイッチが起こり IgG が産生される。

【正解　4】

＜文　献＞

小野哲章ほか　編：臨床工学技士標準テキスト　第３版増補. 金原出版. 2019. P123～P129

医療情報科学研究所　編：病気が見えるシリーズ　vol 6　免疫・膠原病・感染症　第２版. メディックメディア. 2018. P8

◆過去５年間に出題された関連問題

　［３１回－午前－問題９］

1. 応　力 ——————— N/m²
2. 仕事率 ——————— J/s
3. 電　荷 ——————— A/s
4. 磁　束 ——————— V・s
5. 吸収線量 ——————— J/kg

◆キーワード

国際単位系　基本単位　組立単位　SI 単位

◆解　説

7つの基本単位の理解と実用的な組立単位は以下の表の通りである。

表 1-2　18 個の固有の名称をもつ SI 組立単位

組立量	SI 組立単位		
	固有の名称	記号	SI 基本単位および SI 組立単位による表し方
平面角	ラジアン	rad	m/m
立体角	ステラジアン	sr	m²/m²
周波数	ヘルツ	Hz	s⁻¹
力	ニュートン	N	kg・m/s²
圧力, 応力	パスカル	Pa	N/m²
エネルギー, 仕事, 熱量	ジュール	J	N・m
仕事率, 放射束, 電力	ワット	W	J/s
電気量, 電荷	クーロン	C	A・s
電位差, 電圧, 起電力	ボルト	V	W/A
静電容量	ファラド	F	C/V
電気抵抗	オーム	Ω	V/A
コンダクタンス	ジーメンス	S	A/V, Ω⁻¹
磁束	ウエーバ	Wb	V・s
磁束密度	テスラ	T	Wb/m²
インダクタンス	ヘンリー	H	Wb/A
セルシウス温度	セルシウス度	℃	K
光束	ルーメン	lm	cd・sr
照度	ルクス	lx	lm/m²

表 1-3　人の健康を守るために認められた固有の名称をもつ 4 個の SI 組立単位

組立量	SI 組立単位		
	固有の名称	記号	SI 基本単位および SI 組立単位による表し方
放射能	ベクレル	Bq	s⁻¹
吸収線量	グレイ	Gy	J/kg
線量当量	シーベルト	Sv	J/kg
酵素活性	カタール	kat	mol/s

（臨床工学講座　生体計測装置学. 表 1-2、表 1-3 引用）

【正解　3】

<文　献>

　石原　謙ほか　編：臨床工学講座　生体計測装置学. 医歯薬出版. 2010. P1〜P6

◆過去5年間に出題された関連問題

　[２９回－午前－問題２６]　　[３１回－午前－問題２６]

　生体電気信号増幅器に求められる条件はどれか。（生体計測装置学）

a. 入力インピーダンスが小さい。
b. 入力換算雑音が大きい。
c. 入力オフセット電圧が小さい。
d. 信号対雑音比が大きい。
e. 同相除去比が小さい。

　　1. a、b　　　2. a、e　　　3. b、c　　　4. c、d　　　5. d、e

◆キーワード

差動増幅器　入力インピーダンス　同相除去比　入力換算雑音

◆解　説

　生体電気信号は微小電位であり、また体表等から電極を介して信号を取り出すため、入力インピーダンスの大きな増幅器が必要であり、ひずみのないように信号検出を行い、雑音に埋もれないように信号を増幅しなければならない。そこで、差動増幅器を用いて生体電気信号を増幅する。

a. 生体信号増幅の場合、信号源インピーダンス（皮膚インピーダンスや電極インピーダンスなど）が大きいため、それを無視できるほど大きいことが望ましい。
b. 増幅器内部で発生する雑音の大きさを示す値に入力換算雑音があり、できるだけ小さいことが望ましい。
c. 入力オフセット電圧は差動増幅器の入力端子間の電圧で入力換算値と同様であり、理想的にはゼロでできるだけ小さいことが望ましい。
d. 信号対雑音比（SN比）は大きいほど、雑音が軽減できることを示しており大きいほどよい。
e. 同相除去比はSN比と同様の考え方であり、生体信号を逆相信号、商用交流雑音を同相信号として表し、生体信号に対して商用交流雑音（同相信号）との比を大きくすることで雑音の少ない信号を得ることができる。

【正解　4】

<文　献>

石原　謙ほか　編：臨床工学講座　生体計測装置学. 医歯薬出版. 2010. P54～P59
小野哲章ほか　編：臨床工学技士標準テキスト. 金原出版. 2019. P465～P468

◆過去５年間に出題された関連問題

　［３１回－午前－問題２７］　　［３２回－午前－問題２７］

［３３回－午後－問題２７］　小電力医用テレメータについて**誤っている**のはどれか。（生体計測装置学）

1. 割り当て周波数帯域は420〜450 MHz である。
2. A 型のチャネル間隔は25 kHz である。
3. 同時に送信する信号の数によって5つの型の送信機がある。
4. 割り当て周波数帯域は6バンドで構成されている。
5. 混信対策として色ラベルによるゾーン配置が有用である。

◆キーワード

医用テレメータ

◆解　説

　小電力医用テレメータの割当周波数は420〜450 MHz としている。アマチュア無線バンドを挟んで、バンド1〜6に大別される。それぞれ、さらに占有周波数帯域をA〜E型に分けられ、A型1チャネル（12.5 kHz）、B型1チャネル（25 kHz）、C型4チャネル（50 kHz）、D型8チャネル（100 kHz）、E型40チャネル（500 kHz）に設定されている。心電図1誘導を送信する場合はA型、2誘導同時に送信する場合はB型となり、情報数が増えるほど、占有周波数は大きくなる。昨今のデジタル化の進歩により、A型の送信機でも心電図2誘導、SpO_2、血圧などの複数のデータを送信できる。

　周波数が異なっても特定の組み合わせによって混信する可能性があるので、影響の出ない送信機をグループ分けして10のゾーン（色）に配置し、混信対策としている。

2. A 型は12.5 kHz、B 型が25 kHz である。

【正解　2】

<文　献>

　石原　謙ほか　編：臨床工学講座　生体計測装置学. 医歯薬出版. 2010. P61〜P64

◆過去5年間に出題された関連問題

　［２８回－午後－問題２６］　　［２９回－午前－問題２８］　　［３０回－午前－問題２８］
　［３１回－午前－問題２８］

［３３回－午後－問題２８］　脳磁図計測について正しいのはどれか。（生体計測装置学）

　a.　脳磁場検出にはホール素子を用いる。

　b.　計測には静電シールドルームが必要である。

　c.　センサの冷却には液体ヘリウムが必要である。

　d.　脳磁図の空間分解能は脳波より高い。

　e.　頭皮に垂直な電流双極子による磁場を検出している。

　1.　a、b　　　2.　a、e　　　3.　b、c　　　4.　c、d　　　5.　d、e

◆キーワード

脳磁図計測　超伝導量子干渉素子：SQUID

◆解　説

　生体磁気（脳磁場信号は10^{-14}〜10^{-12}T 程度）は環境磁気に比較して非常に微弱であり、各種のノイズを排除しつつも感度の高い検出ができる超伝導量子干渉素子：SQUID 磁束計が開発され心磁図、脳磁図計測に利用される。環境磁気である地磁気（10^{-5}T）は非常に大きく測定室には強力な磁気シールドルームが必要である。SQUID 磁束計は常時液体ヘリウムで冷却する必要があるため高性能の断熱容器（デュワ）内に格納されている。

　脳磁図は脳波より優れている点として、空間分解能が高いことがあげられる。脳磁図は 2〜3 mm の精度で神経細胞の活動を計測することが可能であるが、脳波では経路により著しく減衰を受けた電位を計測せざるを得ず、数個から数十個の計測点の活動状況から全体的な活動傾向を推察するのみである。

a.　脳磁図検出には SQUID 磁束計が用いられる。

b.　計測には磁気シールドルームが必要になる。

e.　頭表に対して垂直に向いた電流双極子では、磁場は計測されにくくなり、電位が計測しやすくなる。

【正解　4】

＜文　献＞

　石原　謙ほか　編：臨床工学講座　生体計測装置学. 医歯薬出版. 2010. P64〜P73、P90〜P97

◆過去５年間に出題された関連問題

　該当なし

非観血式血圧測定法について正しいのはどれか。（生体計測装置学）

1. カフ幅が狭すぎると最高血圧値は下がる。
2. カフの巻き方が緩いと最高血圧値は上がる。
3. 脱気速度が速すぎると最高血圧値は上がる。
4. 測定場所が心臓より低いと最低血圧値は下がる。
5. カフ幅が広いと平均血圧値は上がる。

◆キーワード

血圧測定法

◆解　説

　非観血式血圧測定では患者の状態や環境によって変動しやすいので、姿勢、動作、尿意、痛み、精神的緊張および室温などに注意を払い、患者が安定した状態で測定できるようにする。また患者が入室する前の行動などについてもそのときの状態の記録が必要となる。一般に測定は上腕部で行い、安静時の基礎血圧測定では仰臥位で、外来や集団検診では座位で測定する。

1. カフ幅が狭いと最高・最低血圧ともに高く測定される。カフ幅は腕の直径の1.2〜1.5倍の幅を使う。
3. 脱気（減圧）速度は1心拍あたり2〜3mmHg程度が適切で、速すぎると最高血圧が低く、最低血圧は高く測定される。
4. 測定場所は心臓の高さに合わせることが基本である。心臓より低いと高く測定され、心臓より高いと低く測定される。
5. カフ幅は上記1. の通りで、広すぎると低く測定される。

【正解　2】

＜文　献＞

石原　謙ほか　編：臨床工学講座　生体計測装置学. 医歯薬出版. 2010. P112〜P122
日本生体医工学会ME技術教育委員会：MEの基礎知識と安全管理. 南江堂. 2020. P165〜P169

◆過去5年間に出題された関連問題

　　［２８回－午前－問題２８］　　［２９回－午前－問題２９］　　［３０回－午後－問題２８］
　　［３１回－午前－問題２９］　　［３２回－午後－問題２８］

　　a.　放射線被曝はない。

　　b.　磁力線の透過性を画像化している。

　　c.　臓器の画像再構成は一断面に限られる。

　　d.　空間分解能は5 mm 程度である。

　　e.　撮影手法として T2 強調がある。

　　1. a、b　　　2. a、e　　　3. b、c　　　4. c、d　　　5. d、e

◆キーワード

核磁気共鳴　MRI

◆解　説

　　磁気共鳴イメージング装置（MRI）は、被験者に含まれる原子核に核磁気共鳴を起こさせ、原子核が出す変動磁場を測定して断層像をつくる装置である。医用 MRI 装置は、磁束密度が 0.05～7 T 程度の均一な静磁場を発生する磁石、傾斜磁場を急激に変化させながら加えるためのいくつかの電磁石とその電源装置、核磁気共鳴現象を作り出すための RF 送信コイルおよびその信号を測定するための RF 受信コイルを備える。

　　X 線 CT と比べると MRI は傾斜磁場のかけ方を変えるだけで任意の方向の断層像が得られ、また撮影法を変えることで多様な画像を作ることができる。さらに静磁場と傾斜磁場が強い装置を使えば、X 線 CT をしのぐ空間分解能が得られる。通常では空間分解能は 0.3 mm 程度まで高くなっている。

　　MRI の撮影技法としてパルスシーケンスを利用する方法があり、T1 強調画像や T2 強調画像とし臨床ではよく用いられる。

c.　MRI では任意の方向の断層像が得られる。

d.　空間分解能は上記の通り 0.3 mm 程度である。

【正解　2】

<文　献>

　　石原　謙ほか　編：臨床工学講座　生体計測装置学. 医歯薬出版. 2010. P257～P275

◆過去５年間に出題された関連問題

　　［２８回－午後－問題３０］　　　［２９回－午前－問題３２］　　　［３０回－午前－問題３２］
　　［３２回－午前－問題３３］

　a．PET で糖代謝に関する情報が画像化できる。

　b．体外から放射線を照射することで画像化する。

　c．β 線を測定して画像化している。

　d．SPECT で脳血流に関する情報が画像化できる。

　e．PET で 3 次元画像が得られる。

　1．a、b、c　　　2．a、b、e　　　3．a、d、e　　　4．b、c、d　　　5．c、d、e

◆キーワード

PET　ラジオアオストープ（RI）　　γ線

◆解　説

　核医学検査は臓器の機能を知る検査であるが、X 線 CT などに比べると空間分解能が低い。体内に投与したラジオアイソトープ：RI から放出される γ 線を体外から検出し画像化している。PET では陽電子（ポジトロン）放出核種で標識した化合物を用いて、その体内での挙動を映像化する方法である。使用する RI は比較的半減期が短いもので、被験者の被曝量を軽減できる。比較的半減期の長い ¹⁸F（110 分）で標識したフルオロデオキシグルコース（¹⁸F-FDG）では糖代謝亢進状態を映像化できる。

　最近の PET 装置は、18F-FDG によるがん診断に対するニーズを背景に、3D-PET 装置が主流になりつつある。

　SPECT は、ガンマカメラを被写体の周囲にゆっくり回転させながら全周から計算し、放射能の 3 次元分布を計算する。使用する RI は、⁹⁹ᵐTc、¹²³I、¹³¹I、¹¹¹In、²⁰¹Tl、⁸¹ᵐKr、¹³³Xe などで、²⁰¹Tl は化学的性質がカリウムに近く、腫瘍、炎症、筋肉に集積し、特に心筋の検査に用いる。123I-IMP 等の脳毛細血管に集積するトレーサは虚血性脳疾患の検査に用いる。骨の代謝や癌の骨転移をみるのには、⁹⁹ᵐTc 製剤を使う。

b．体内に投与した RI から放出される γ 線のエネルギーを体外から検出することで画像化する。

c．核医学検査では γ 線を測定している。

【正解　3】

<文　献>

石原　謙ほか　編：臨床工学講座　生体計測装置学. 医歯薬出版. 2010. P242〜P256

日本生体医工学会 ME 技術教育委員会：ME の基礎知識と安全管理. 南江堂. 2020. P215〜P218

小野哲章ほか　編：臨床工学技士標準テキスト　第 3 版増補. 金原出版. 2019. P503〜P504

◆過去 5 年間に出題された関連問題

［28回－午後－問題31］　［29回－午後－問題32］　［31回－午前－問題33］
［32回－午後－問題31］

[３３回－午後－問題３２] 電気メスについて正しいのはどれか。（医用治療機器学）
    a. 切開には連続正弦波が用いられる。
    b. 対極板接触面積の増加は熱傷の原因である。
    c. 出力回路には抵抗が挿入されている。
    d. スプリット型対極板は接触インピーダンスを測定する。
    e. バイポーラ電極は挟まれた部位を凝固する。

    1. a、b、c   2. a、b、e   3. a、d、e   4. b、c、d   5. c、d、e

◆キーワード

電気メス　対極板

◆解説
　電気メスは、メス先（アクティブ電極）からのアーク放電（電流密度が極めて大きく、低電圧で持続性がある）により、生体表面の非常に狭い範囲に高周波電流が集中することで大きなジュール熱が発生し、細胞内の水分を蒸発させて、組織を切開する。またアクティブ電極には、モノポーラ電極とバイポーラ電極がある。
　モードとして切開では、連続的に出力し、凝固では断続波（バースト波）を用いる。また、切開波形（連続正弦波）と凝固波形（断続波）の中間的な波形を用いることで、生体を凝固しつつ切開する混合モードがある。

a. 切開ではジュール熱を連続的に発生させる必要があるため，連続正弦波を用いる。
b. 対極板は、アクティブ電極からの電流を熱傷が生じない程度の低い電流密度にして回収する電極である。したがって、生体との接触面積が大きければ電流密度は低下するので熱傷の原因とはならない。
c. 放電の際の整流作用により発生する直流や、低周波電流による筋・神経刺激を防止するために、高周波トランスとアクティブ電極および対極板との間にはコンデンサが挿入されている。JIS では、このコンデンサの容量はモノポーラ方式では 5 nF 以下、バイポーラ方式では 50 nF 以下と規定されている。
d. 電極部分が 2 枚に分かれたスプリット型対極板は、片側の電極からもう一方の電極に微小電流を流して、接触インピーダンスを測定する。対極板の接触面積が減少するとインピーダンスが高くなり、アラームが発生する。
e. バイポーラ電極は、ピンセットの先端のように近接して位置する 2 本の電極からなり、挟んだ微小な部分だけに電流を流す。形状としては、鑷子型、鉗子型、ハサミ型などがある。

【正解　3】

<＜文　献＞
篠原一彦　編：臨床工学講座　医用治療機器学　第 2 版. 医歯薬出版. 2018. P5～P15
小野哲章ほか　編：臨床工学技士標準テキスト　第 3 版増補. 金原出版. 2019. P420～P426

◆過去５年間に出題された関連問題
　［２８回－午後－問題３２］　［２９回－午後－問題３３］　［３１回－午前－問題３５］
　［３２回－午前－問題３５］

［３３回－午後－問題３３］　ペースメーカの ICHD（NBG）コードで**誤っている**のはどれか。（医用治療機器学）

1. AAI では心房のみでペーシングを行う。
2. VVI では心房に同期してペーシングを行う。
3. DDD では心房と心室の両方でペーシングを行う。
4. VDD では心室のみでペーシングを行う。
5. VOO では固定レートでペーシングを行う。

◆キーワード

ペースメーカ　NGB コード　ICHD コード

◆解　説

　ペースメーカの機能を表すものに ICHD（NBG）コードがあり、主な機能は最初の３文字で表されている。1 文字目はペーシング部位、2 文字目はセンシング部位を表し、心房（atrium）、心房（ventricle）の頭文字である A と V が割り当てられている。なお、心房と心室の両方（dual）の場合は D、その機能がない場合は O が割り当てられている。3 文字目には刺激の制御方法が割り当てられており、制御機能がない場合は O、デマンド機能により自己心拍がある場合に刺激の抑制を行う場合は I（inhibition）、同期刺激を行う場合は T（trigger）、その両方の機能をもつ場合は D（dual）となる。

1. AAI モードでは右心房が刺激部位となり、右心房で自己心拍が検出（センシング）された場合は刺激を抑制する。
2. VVI モードでは右心室が刺激部位となり、右心室で自己心拍が検出（センシング）された場合は刺激を抑制する。そのため右房には同期をしない。
3. DDD モードでは右心房を刺激して、その後に右心室を刺激する。右心房で自己心拍が検出されると、それに同期をして右心室を刺激する。次に右心室で自己心拍が検出された場合は、右心室の刺激を抑制する。
4. VDD モードでは右心房と右心室でセンシングを行い、右心室のみでペーシングを行う。なお、VDD 専用リード線を用いることで1 本のリードで運用することも可能である。
5. VOO モードでは右心房を設定された固定レートでペーシングを行う。電気メス使用時の EMI によるオーバーセンシングを回避する場合などで使用される。

【正解　2】

＜文　献＞

篠原一彦　編：臨床工学講座　医用治療機器学　第2版. 医歯薬出版. 2018. P79～P81
小野哲章ほか　編：臨床工学技士標準テキスト　第3版増補. 金原出版. 2019. P431～P433

◆過去５年間に出題された関連問題

［２８回－午前－問題３５］　　［２９回－午前－問題３５］　　［３０回－午前－問題３３］

冠状動脈インターベンション治療（PCI）について正しいのはどれか。(医用治療機器学)

1. X線装置は不要である。
2. ガイドワイヤを使用する。
3. バルーン拡張圧は60気圧程度である。
4. 狭窄拡張中の冠血流は増加する。
5. ステント留置は禁忌である。

◆キーワード

PCI　ガイドワイヤ　バルーン　ステント

◆解　説

　経皮的冠動脈インターベーション（percutaneous coronary intervention：PCI）とは、局所麻酔下でカテーテルを大腿動脈や上腕動脈などから冠動脈の狭窄部位まで挿入し、ステント留置、プラーク切除術などを行う治療である。従来の狭窄部位をバルーンで拡張していた手法は、POBA（plain old balloon angioplasty）と呼ばれ区別される。

1. X線透視下で体内に挿入されているガイドワイヤやカテーテルを用いて病変部に誘導するため、X線装置は必要である。
2. カテーテルを冠状動脈および病変部に誘導するためにはガイドワイヤが必要である。
3. バルーンにより狭窄部位を拡張する際には、10気圧程度で拡張し、30〜60秒保持する。
4. 狭窄部位をバルーンで拡張している際は、一時的に冠動脈の血流が遮断される。
5. 狭窄部位を血管内から拡張するためにステントを留置する。金属製のステントでは再狭窄率が高いために、そのための薬剤を含んだステント（薬物溶出性冠動脈ステント）を用いることで再狭窄を予防する。

【正解　2】

＜文　献＞

篠原一彦　編：臨床工学講座　医用治療機器学　第2版. 医歯薬出版. 2018. P112〜P113
小野哲章ほか　編：臨床工学技士標準テキスト　第3版増補. 金原出版. 2019. P439〜P441

◆過去5年間に出題された関連問題

［２８回－午前－問題３７］　［２９回－午前－問題３６］　［３０回－午後－問題３６］
［３１回－午前－問題３７］　［３２回－午後－問題３３］

　a．Ar レーザ ——————— 角膜形成術

　b．ArF エキシマレーザ ——— 網膜光凝固

　c．CO₂ レーザ ——————— 鎮痛治療

　d．Dye レーザ ——————— 光線力学的療法

　e．Nd：YAG レーザ ———— 内視鏡的癌治療

　　1．a、b、c　　　2．a、b、e　　　3．a、d、e　　　4．b、c、d　　　5．c、d、e

◆キーワード

レーザ手術装置　波長　物理的作用

◆解　説

　レーザ光は、生体の光吸収体である水とヘモグロビンの影響を大きく受け、波長 1,000 nm 以上の赤外領域では水の吸収が大きく、可視光領域ではヘモグロビンの吸収が大きい。紫外領域では水や芳香族アミノ酸の吸収が大きい。生体の光学的特性により光熱的作用、光音響的作用、光化学的作用、光解離作用の物理的な主作用が生じて治療に用いられる。

a．Ar レーザは、波長 488 nm あるいは 514 nm の緑色域の気体レーザである。可視光領域の光であるため角膜や水晶体では光吸収が起こらず、網膜まで届くことから網膜光凝固に用いられる。

b．ArF エキシマレーザは、波長 193 nm の紫外光の気体レーザである。水での吸収が大きいために角膜表面に作用し、角膜形成術に用いられる。

c．CO₂ レーザは、波長 10,600 nm の遠赤外光の気体レーザである。水での吸収が大きいために組織表面に作用して、切開に用いられる。

d．Dye レーザは波長 590〜630 nm の可視光領域の液体（色素）レーザである。特定の波長の光を吸収することで活性酸素を発生させる薬剤とともに、光線力学的療法（photo dynamic therapy：PDT）に用いられる。

e．Nd：YAG レーザは、波長 1,064 nm の近赤外光の固体レーザである。水の吸収が小さい領域にあることから石英ガラスファイバで導光可能なため、内視鏡下手術に用いられる。また、凝固・止血能が高いことが特徴であったが、接触照射法の開発によって組織切開も可能となった。

【正解　1】

<文　献>

篠原一彦　編：臨床工学講座　医用治療機器学　第２版. 医歯薬出版. 2018. P149〜P162

小野哲章ほか　編：臨床工学技士標準テキスト　第３版増補. 金原出版. 2002. P445〜P447

◆過去５年間に出題された関連問題

　［２８回－午前－問題３８］　　［２９回－午前－問題３７］　　［３０回－午前－問題３５］

　［３１回－午前－問題３８］　　［３２回－午後－問題３５］

[３３回－午後－問題３６] ハイパーサーミアについて正しいのはどれか。(医用治療機器学)

1. RF 容量結合型加温法は 2.45 GHz の電磁波を使用する。
2. 細胞の熱耐性は 24 時間で消失する。
3. 加温温度は 60℃以上を目標とする。
4. 化学療法と併用する。
5. マイクロ波加温法は 2 枚の電極を使用する。

◆キーワード

温熱療法　熱耐性

◆解　説

　ハイパーサーミア (温熱療法) は、腫瘍組織が正常組織と比較して熱に弱いことを利用したものである。組織を 42～43℃に加温すると、正常組織では血管が拡張し、血流が増えることで熱が奪われる。一方、腫瘍組織では血管 拡張が起こらないために血流が増えず、血流による放熱効果が低下してうつ熱 (熱がこもる) が生じる。また、最 近ではさらに高い温度帯 (焼灼領域) まで加温することで腫瘍を壊死させる治療も行われている。加温法としては、 局所加温法と全身加温法に大別される。局所加温法では、電磁波や超音波を使用して加温する。

1. RF 容量結合型加温法は、数～数十 MHz (中波) の電磁波を使用する。
2. 細胞は温熱に曝されると熱耐性 (熱ショック蛋白の生成) をもち、加温後 12～48 時間で加温しても生存率が高 い。加温後 72 時間経過すると温熱に曝される前と同程度の生存率となる。
3. 組織を 42～43℃に加温すると、正常組織では血流量が増加することで放熱される。一方、腫瘍組織では血流量 が増えず、放熱できないためにうつ熱が発生する。
4. ハイパーサーミアによる加温により腫瘍組織の細胞膜が変性するため、抗がん剤が腫瘍組織に入りやすくなるた め併用される。
5. マイクロ波加温法は、300～400 MHz 以上の周波数のマイクロ波 (2,450 MHz の IMS 周波数がよく使用され る) を放射し、発熱機序は誘電損が主体である。短波長であるため組織内での減衰が大きく、深部までの加温は 難しく、表在性の腫瘍や食道など体腔内の加温に使用される。

【正解　4】

<文　献>

篠原一彦　編：臨床工学講座　医用治療機器学　第 2 版. 医歯薬出版. 2018. P210～P218
小野哲章ほか　編：臨床工学技士標準テキスト　第 3 版増補. 金原出版. 2002. P458～P459
菊池　眞：加温技術の現状とその展望. BME. 1992. P22～P32

◆過去 5 年間に出題された関連問題

　[２８回－午後－問題３６]　　[３０回－午前－問題３７]　　[３２回－午後－問題３６]

[３３回−午後−問題３７]　定格電流値 15 A の医用コンセントの保持力として適切なのはどれか。（医用機器安全管理学）

1.　1 N
2.　5 N
3.　10 N
4.　50 N
5.　75 N

◆キーワード

医用コンセント　保持力

◆解　説

　医用コンセントは、医用電気機器の医用差し込みプラグが接続された場合、その接続を確実に保持しなければならない。そのため、JIS T 1021 ではコンセントの刃受の保持力について、接地極付きの場合では定格電流値が 15 A の場合は 15～60 N、定格電流値が 20 A の場合は 20～100 N でなければならないと規定されている。

【正解　4】

<文　献>

篠原一彦ほか　編：臨床工学講座　医用機器安全管理学　第 2 版. 医歯薬出版. 2020. P162

◆過去５年間に出題された関連問題

　該当なし

［３３回－午後－問題３８］　非接地配線方式について正しいのはどれか。（医用機器安全管理学）

a. 絶縁変圧器の定格容量は 50 kVA 以下である。
b. 絶縁変圧器の 2 次側から 1 次側への漏れ電流は 10 μA 以下である。
c. 絶縁変圧器の 2 次側の対地インピーダンスが 50 kΩ 以下になると警報を発する。
d. 地絡発生時の電源確保が主目的である。
e. 多数の ME 機器を同時に使用すると警報が発生する可能性がある。

1. a、b、c　　　2. a、b、e　　　3. a、d、e　　　4. b、c、d　　　5. c、d、e

◆キーワード

| 非接地配線方式　絶縁監視装置　保護接地 |

◆解　説

　病院に必要な電気設備は、JIS T 1022「病院電気設備の安全基準」で規定されている。非接地配線方式は、医療行為に対する必要な設備を取り決めた医用室カテゴリ A およびカテゴリ B に該当する。

a. 絶縁変圧器の定格容量は 7.5 kVA 以下である。
b. 絶縁変圧器の 2 次側から 1 次側への漏れ電流は 100 μA 以下である。
c. 電路 2 線のうちどちらか 1 線あるいは両方の対地インピーダンスが 50 kΩ 以下になった場合に警報装置が作動する。
d. 一般的な家庭の電源供給方式である片側接地配線方式の場合、地絡電流として過電流が接地線に流れ込むとブレーカーが作動して電源供給が停止してしまう。そのため非接地配線方式は、一線地絡によってブレーカーを作動せずに電力供給を継続させることが目的である。
e. 絶縁監視装置は、同じ電源系統に繋がる複数の医用電気機器の絶縁抵抗を合算した抵抗値を計測している。そのため、接続される医用電気機器が多くなるとそれぞれの機器の絶縁抵抗が並列となることで合成抵抗が低下する。その結果、50 kΩ 以下になった場合、警報装置が作動する。

【正解　5】

<文　献>

篠原一彦ほか　編：臨床工学講座　医用機器安全管理学　第 2 版. 医歯薬出版. 2020. P57〜P79
小野哲章ほか　編：臨床工学技士標準テキスト　第 3 版増補. 金原出版. 2019. P519〜P520

◆過去 5 年間に出題された関連問題

［２８回－午前－問題４２］　　［３０回－午後－問題４２］　　［３１回－午後－問題３８］
［３２回－午後－問題３８］

[３３回－午後－問題３９]　図の漏れ電流測定用電源ボックスでスイッチ S_2 の用途はどれか。(医用機器安全管理学)

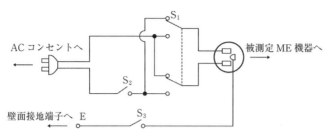

1. 電源極性の切り替え
2. 電源導線の１本の断線の模擬
3. 保護接地線の断線の模擬
4. 追加保護接地線の断線の模擬
5. 患者誘導コードの切り替え

◆キーワード

測定用電源ボックス　単一故障状態

◆解　説

　電源導線には 100 V 側(L 側 : Live)と 0 V 側(N 側 : Neutral)があり、これが電源を供給する導線である。漏れ電流の測定において、電源極性を切り替えて測定する必要があるため、測定用電源ボックスにスイッチ S_1 によって極性を切り替える。その他、単一故障状態の電源導線１本の断線を模擬するスイッチ S_2、保護接地線の断線を模擬するためにスイッチ S_3 がある。

【正解　2】

<文　献>

　日本生体医工学会 ME 技術教育員会　監：ME の基礎知識と安全管理　改定第 7 版. 南江堂. 2020. P85

◆過去5年間に出題された関連問題

　[２８回－午後－問題４０]

［３３回－午後－問題４０］　定格電流10AのME機器の保護接地回路抵抗をJIS T0601-1に基づいて測定したところ、電圧計の表示値が1.5Vであった。このME機器の接地線抵抗［mΩ］はどれか。(医用機器安全管理学)

1.　60
2.　75
3.　100
4.　120
5.　150

◆キーワード

保護接地線　電圧降下法

◆解　説

　JISの試験法では無負荷時の電圧が6Vを超えない周波数50Hzまたは60Hzの電源から、25Aまたは対象となるME機器の定格電流の1.5倍のどちらか高い方の電流を5〜10秒間流して、電圧降下法により測定するとなっている。

　したがって、定格電流10Aの1.5倍は15Aであることから、今回の接地線抵抗の算出に用いる電流は25Aとなる。

　オームの法則（抵抗＝電圧÷電流）より

　　抵抗（Ω）＝1.5÷25＝0.06Ω＝60mΩ

　上記計算より、このME機器の接地線抵抗は60mΩとなる。

【正解　1】

<文　献>

　篠原一彦ほか　編：臨床工学講座　医用機器安全管理学　第2版. 医歯薬出版. 2020. P162〜P163

◆過去5年間に出題された関連問題

　［２９回－午後－問題４１］　　［３０回－午後－問題４３］

［３３回－午後－問題４１］　ある機器の MTBF が 180 日、MTTR が 10 日であるとき、定常アベイラビリティはどれか。（医用機器安全管理学）

1. $\dfrac{1}{19}$

2. $\dfrac{1}{18}$

3. $\dfrac{1}{17}$

4. $\dfrac{17}{18}$

5. $\dfrac{18}{19}$

◆キーワード

定常アベイラビリティ　MTTR　MTBF

◆解　説

　ある機器の修理にかかる時間の平均を平均修理期間（MTTR：mean time to repair）といい、ある故障と次の故障の間（使用できる期間）の平均時間を平均故障間隔（MTBF：mean time between failures）という。

　機器は故障するとその期間使用できないので、機器が機能している時間と修理している時間の比を求めると機器の定常アベイラビリティ（availability：A）を求めることができる。

　定常アベイラビリティ A は

$$A=\dfrac{MTBF}{(MTBF+MTTR)}$$

設問では、MTBF が 180 日、MTTR が 10 日であるので

$$A=\dfrac{180}{(180+10)}=\dfrac{18}{19}$$

【正解　5】

＜文　献＞

小野哲章ほか　編：臨床工学技士標準テキスト　第３版増補．金原出版．2019．P534～P535

篠原一彦ほか　編：臨床工学講座　医用機器安全管理学　第２版．医歯薬出版．2020．P125～P128

◆過去５年間に出題された関連問題

［３０回－午前－問題４３］　　［３１回－午前－問題４３］

[３３回－午後－問題４２] 二酸化炭素の配管端末器（ピン方式）はどれか。(医用機器安全管理学)

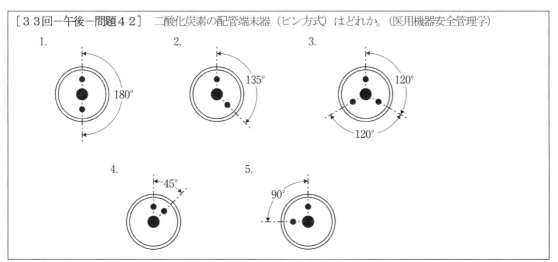

◆キーワード

医療ガス　ピン方式

◆解　説

　医療ガス配管設備に関する規定は「JIS T 7101」で定められている。ガス取り出し口の集合体は医療ガス配管端末器（アウトレット）と呼ばれ、壁取り付け式の場合は一般的に左から「酸素」「亜酸化窒素（笑気）」「圧縮空気」「吸引」「二酸化炭素」の順で取り出し口が並ぶ。

　医療ガス配管端末器における誤接続防止を目的として、ガス別特定方式とガスの種類ごとの識別色が定められている。ガス別特定方式にはピン方式とシュレーダー方式があり、ピン方式ではガスごとに孔の数や角度が決められており、誤ったガス配管端末器に接続できないようになっている。

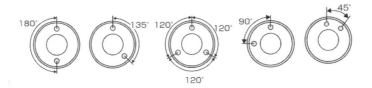

（小野哲章ほか　編：臨床工学技士標準テキスト　第３版増補. P529　図15より引用）

　上図より二酸化炭素は選択肢４となる。

【正解　４】

<文　献>

篠原一彦ほか　編：臨床工学講座　医用機器安全管理学　第２版. 医歯薬出版. 2020. P88～P98
小野哲章ほか　編：臨床工学技士標準テキスト　第３版増補. 金原出版. 2019. P524～P529

◆過去５年間に出題された関連問題

　　［２８回－午前－問題４４］　　［２９回－午後－問題４３］　　［３１回－午後－問題４１］

137

使用準備完了を意味する表示光の色はどれか。（医用機器安全管理学）
1. 青
2. 緑
3. 黄
4. 橙
5. 赤

◆キーワード

ME 機器の表示光

◆解　説

　ME 機器の表示光については JIS T 0601-1:2017 に以下のように規定されている。

　　赤：警報－操作者による即時の対応が必要

　　黄：注意－操作者による速やかな対処が必要

　　緑：使用の準備が完了

　　その他の色：赤、黄または緑の意味以外の意味

　また、視覚アラーム信号は少なくとも４ｍの距離からその存在と優先度が目視でき、１ｍ離れた位置または操作者の位置からアラームの優先度と状態を読み取ることができなければならない。

【正解　2】

＜文　献＞

　篠原一彦ほか　編：臨床工学講座　医用機器安全管理学　第 2 版. 医歯薬出版. 2020. P54〜P56

◆過去 5 年間に出題された関連問題

　［３１回－午前－問題４５］

[３３回－午後－問題４４]　医療機関における医療機器安全管理責任者の配置を義務づけている法律はどれか。
（医用機器安全管理学）

1. 医師法
2. 医療法
3. 製造物責任法
4. 臨床工学技士法
5. 医薬品医療機器等法

◆キーワード

医療機器安全管理責任者　医療法

◆解　説

　平成19年4月に厚生労働省から改正医療法「医療安全関連通知」が出され、医療機器を安全に使用するための指針として医療機関に対する義務付けが具体的に示された。

1) 医療機器の安全使用を確保するための責任者「医療機器安全管理責任者」の配置
2) 従事者に対する医療機器の安全使用のための研修の実施
3) 医療機器の保守点検に関する計画の策定および保守点検の適切な実施
4) 医療機器の安全使用のために必要となる情報収集、その他の医療機器の安全使用を目的とした改善のための方策の実施

　したがって、医療機器安全管理責任者の配置を義務付けているのは医療法となる。

【正解　2】

<文　献>

篠原一彦ほか　編：臨床工学講座　医用機器安全管理学　第2版. 医歯薬出版. 2020. P147〜P150

◆過去5年間に出題された関連問題

　　[２９回－午後－問題４５]　　[３０回－午後－問題４６]　　[３１回－午後－問題４４]

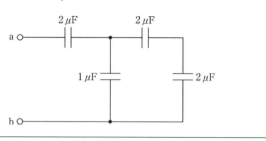

1. 0.5
2. 1
3. 2
4. 5
5. 7

◆キーワード

コンデンサの直列・並列接続　合成容量

◆解　説

コンデンサの合成容量は、図1に示す直列接続・並列接続の合成容量を基本として求めることができる。

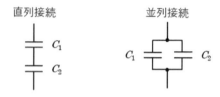

$$合成容量 C = \cfrac{1}{\cfrac{1}{C_1} + \cfrac{1}{C_2}} \qquad 合成容量 C = C_1 + C_2$$

図1　コンデンサの合成容量

問題の回路では直列接続と並列接続が組み合わさっていることから、直列同士、並列同士で一つずつ順番に合成容量を求めていけばよい。問題の回路図において、説明のために各コンデンサの静電容量を図2のように C_1, C_2, C_3, C_4 とする。$C_1 = C_3 = C_4 = 2$ μF、$C_2 = 1$ μFである。

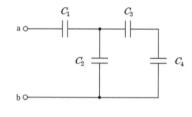

図2　問題の回路図

まず、C_3, C_4 の直列接続の合成容量 C_{34} を求めると、$C_{34} = \dfrac{1}{\frac{1}{2 \times 10^{-6}} + \frac{1}{2 \times 10^{-6}}} = 1$ μF である。

C_{34} と C_2 の並列の合成容量 C_{234} は、$(1 \times 10^{-6}) + (1 \times 10^{-6}) = 2$ μFであり、最後に C_{234} と C_1 の直列の合成抵抗を求めると $\dfrac{1}{\frac{1}{2 \times 10^{-6}} + \frac{1}{2 \times 10^{-6}}} = 1$ μF が求まる。

【正解　2】

<文　献>

福長一義ほか　編：臨床工学講座　医用電気工学2　第2版. 医歯薬出版. 2017. P82～P85
三田村好矩　監：臨床工学技士のための電気工学. コロナ社. 2014. P 90～P94

◆過去5年間に出題された関連問題

［２９回－午後－問題４７］

[３３回－午後－問題４６] 直径 10 cm、巻数 100 回の円形コイルに 20 mA の電流が流れた時、コイルの中心にできる磁界の大きさ [A/m] はどれか。
ただし、巻き線の太さは無視する。(医用電気電子工学)
1. 1
2. 10
3. 20
4. 100
5. 200

◆キーワード

コイルの中心磁界

◆解 説

半径 r[m]のコイルに電流 I[A]を流したとき、コイルの中心では大きさが

$$H = \frac{I}{2r} \quad [A/m]$$

の磁界が形成される。なお、磁界 H の向きは、電流の向きに右ネジを回したときに右ネジが進む方向である（右ネジの法則）。

また、このコイルが N 回巻のときはコイルの中心での磁界の大きさは

$$H = \frac{NI}{2r} \quad [A/m]$$

である。

この式に問題で与えられた状況、すなわち、$N = 100$ 回、$I = 0.02$ A、$r = 0.05$ mを代入すると

$$H = \frac{NI}{2r} = \frac{100 \times 0.02}{2 \times 0.05} = 20[A/m]$$

が求まる。

【正解 3】

<文 献>

福長一義ほか 編：臨床工学講座 医用電気工学2 第2版. 医歯薬出版. 2017. P110

小野哲章ほか 編：臨床工学技士標準テキスト 第3版増補. 金原出版. 2019. P165

三田村好矩 監：臨床工学技士のための電気工学. コロナ社. 2014. P101～P102

◆過去5年間に出題された関連問題

該当なし

[３３回－午後－問題４７] インダクタに流れる電流を1.0 s間に0.1 Aから0.2 Aに一定の割合で増加させたところ、1.0 Vの誘導起電力が生じた。

このときの、自己インダクタンス [H] はどれか。(医用電気電子工学)

1. 0.1
2. 0.5
3. 1.0
4. 5.0
5. 10

◆キーワード

ファラデーの電磁誘導の法則　自己誘導

◆解　説

ファラデーの電磁誘導の法則によると、インダクタ（コイル）を貫く磁束ϕ [Wb]が時間的に変化するとき、その磁束変化を妨げる電流を流す向きに誘導起電力V [V]が発生し、

$$V = -\frac{d\phi}{dt} \text{ [V]} \qquad \cdots\cdots (1)$$

という関係が成り立つ。また、自己インダクタンスL [H]の定義より、インダクタ（コイル）を貫く磁束ϕ [Wb]とインダクタ（コイル）を流れる電流 i [A]の関係は

$$\phi = Li \text{ [Wb]} \qquad \cdots\cdots (2)$$

である。式(2)の両辺を時刻t [s]で微分すると

$$\frac{d\phi}{dt} = L\frac{di}{dt} \text{ [Wb/s]} \qquad \cdots\cdots (2)'$$

式(1)と式(2)'より、誘導起電力と自己インダクタンスの関係は

$$V = -L\frac{di}{dt} \text{ [V]} \qquad \cdots\cdots (3)$$

となる。これに問題に与えられた物理量を代入すれば、求めたい自己インダクタンスが得られる。ただし、問題で与えられた誘導起電力は大きさのみであり、式(3)は絶対値として扱えばよい。また、問題では電流の時間変化は一定であることから、電流の時間微分は差分で置き換えればよい。

すなわち

$$L = \frac{|V|}{\left|\frac{\Delta i}{\Delta t}\right|} = \frac{1.0}{\left(\frac{0.2 - 0.1}{1.0}\right)} = 10 \text{ [H]}$$

が得られる。

【正解　5】

<文　献>

福長一義ほか　編：臨床工学講座　医用電気工学2　第2版. 医歯薬出版. 2017. P127〜P129

小野哲章ほか　編：臨床工学技士標準テキスト　第3版増補. 金原出版. 2019. P168〜P169

◆過去5年間に出題された関連問題

[３１回－午後－問題４６]

　　a. $I_1 - I_2 - I_3 = 0$

　　b. $I_1 + I_2 + I_3 = E_1/R_1$

　　c. $I_1R_1 + I_3R_3 = E_1 - E_3$

　　d. $I_1R_1 + I_2R_2 = E_1$

　　e. $-I_2R_2 + I_3R_3 = E_3$

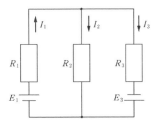

　　1. a、b、c　　　2. a、b、e　　　3. a、d、e　　　4. b、c、d　　　5. c、d、e

◆キーワード

キルヒホッフの第一法則（電流則）　　キルヒホッフの第二法則（電圧則）

◆解　説

　抵抗R_1, R_2, R_3に加わる電圧をV_1, V_2, V_3とおく。オームの法則より$V_1 = I_1R_1, V_2 = I_2R_2, V_3 = I_3R_3$である。$V_1, V_2, V_3$の向きを含めた回路図を図1に示す。

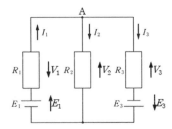

図1　各抵抗の電圧および向きを示した回路図

　これをもとに、a から e の式が正しいかどうか、確認すればよい。いずれも、正しければキルヒホッフの第一法則または第二法則を表す式である。

a. 接点Aで成り立つキルヒホッフの第一法則である（接続点に流れ込む電流和と流れ出る電流和は等しい）。

b. 左辺の $I_1 + I_2 + I_3$は図中のどこにおいてキルヒホッフの第一法則を考えても現れない項である。

c. 図中の経路$R_1 \rightarrow E_1 \rightarrow E_3 \rightarrow R_3 \rightarrow R_1$において成り立つキルヒホッフの第二法則は $I_1R_1 - E_1 - E_3 + I_3R_3 = 0$、すなわち $I_1R_1 + I_3R_3 = E_1 + E_3$である。

d. 図中の経路$R_1 \rightarrow E_1 \rightarrow R_2 \rightarrow R_1$において成り立つキルヒホッフの第二法則は $I_1R_1 - E_1 + I_2R_2 = 0$、すなわち $I_1R_1 + I_2R_2 = E_1$である。

e. 図中の経路$R_2 \rightarrow E_3 \rightarrow R_3 \rightarrow R_2$において成り立つキルヒホッフの第二法則は $-I_2R_2 - E_3 + I_3R_3 = 0$、すなわち $-I_2R_2 + I_3R_3 = E_3$である。

【正解　3】

＜文　献＞

　戸畑裕志ほか　編：臨床工学講座　医用電気工学1　第2版. 医歯薬出版. 2017. P33～P36

　小野哲章ほか　編：臨床工学技士標準テキスト　第3版増補. 金原出版. 2019. P173～P175

◆過去5年間に出題された関連問題

　該当なし

[３３回－午後－問題４９] 図のような *CR* 直列回路に連続した方形波を入力させたときについて正しいのはどれか。(医用電気電子工学)

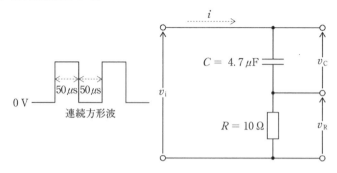

1. 抵抗の両端電圧 v_R は積分波形を示す。
2. 回路の時定数は $0.47\,\mu s$ である。
3. パルス幅に対して時定数は十分小さい。
4. $v_i \approx R \cdot i$ と表すことができる。
5. キャパシタの両端電圧 v_C の波形はほぼ三角波となる。

◆キーワード

過渡現象　時定数　微分回路　積分回路

◆解　説

　CR 直列回路における過渡現象の知識を問う問題である。図1のように連続方形波のパラメータを定義する。

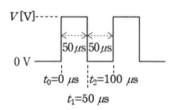

図1　連続方形波の電圧および時刻の定義

　問題の回路において、コンデンサの電荷Q [C]と電圧v_C [V]に関する基本的な性質である$Q = Cv_C$、オームの法則$v_R = Ri$、さらにキルヒホッフの第二法則 $v_R + v_C = v_i$ を組み合わせて微分方程式を立ててこれを解くと、$t_0 \leq t < t_1$ [s]では

$$v_C = V\left(1 - e^{-\frac{1}{CR}t}\right) \Bigg\} \qquad \cdots\cdots (1)$$
$$v_R = Ve^{-\frac{1}{CR}t}$$

となる。$t = t_1$のとき$v_C = V_{C1}$とすると、$V_{C1} = V\left(1 - e^{-\frac{1}{CR}t_1}\right) \approx 0.65V$である。このあとの$t_1 \leq t < t_2$ [s]では、同様に$Q = Cv_C$、$v_R = Ri$、$v_R + v_C = 0$を組み合わせ、微分方程式を立ててこれを解くと、

$$v_C = V_{C1}e^{-\frac{1}{CR}(t-t_1)} \Bigg\} \qquad \cdots\cdots (2)$$
$$v_R = -V_{C1}e^{-\frac{1}{CR}(t-t_1)}$$

となる。$t = t_2$のとき$v_C = V_{C2}$とすると、$V_{C2} = V_{C1}e^{-\frac{1}{CR}(t_2-t_1)} \approx 0.23V$である。

144

式(1)と(2)より$0 \leq t \leq t_2$ [s]の範囲でv_Cとv_Rのグラフの概略を書くと、この CR 直列回路において時定数$CR = 47$ μsであり、方形波のパルス幅50 μsとほぼ等しいことから、図2 が得られる。パルス幅に対して時定数が比較的大きいため、v_Cは積分波形となり、三角波的な変化を示す。

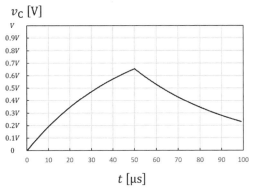 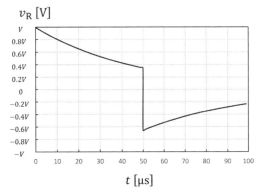

図2　v_Cとv_Rのグラフの概略

1. CR 直列回路において抵抗の両端電圧v_Rは時定数が小さいときに微分波形を示す。
2. CR 直列回路の時定数はCRなので47 μsである。
3. パルス幅は50 μsであり、時定数47 μsとほぼ同じである。
4. 入力電圧v_iは問題に与えられている通り連続方形波であり、次のように表される。

$$v_i = \begin{cases} V \text{ [V]} & 100n \leq t < 100n + 50 \text{ [μs]} \\ 0 \text{ [V]} & 100n + 50 \leq t < 100n + 100 \text{ [μs]} \end{cases} \quad \text{ただし}n\text{は負でない整数}$$

5. CR 直列回路においてキャパシタの両端電圧v_Cは時定数が大きいときに積分波形を示し、方形波に対しては図2 のようにほぼ三角波となる。

【正解　5】

<文　献>
戸畑裕志ほか　編：臨床工学講座　医用電気工学1　第2版. 医歯薬出版. 2017. P141〜P149
小野哲章ほか　編：臨床工学技士標準テキスト　第3版増補. 金原出版. 2019. P183〜P185
三田村好矩　監：臨床工学技士のための電気工学. コロナ社. 2014. P55〜P61

◆過去5年間に出題された関連問題
　［28回−午後−問題47］　［30回−午前−問題49］

図は電源として用いられる DC-DC コンバータの構成例を示したものである。 (ア)…(イ)…(ウ)…(エ) に入れる要素として正しい組合せはどれか。(医用電気電子工学)

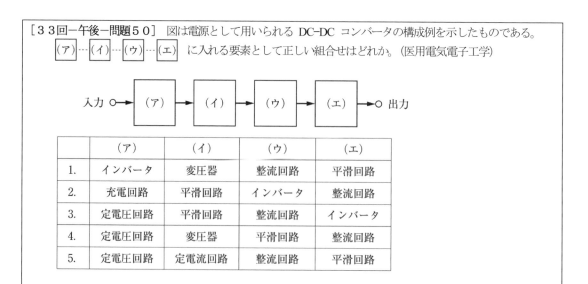

	（ア）	（イ）	（ウ）	（エ）
1.	インバータ	変圧器	整流回路	平滑回路
2.	充電回路	平滑回路	インバータ	整流回路
3.	定電圧回路	平滑回路	整流回路	インバータ
4.	定電圧回路	変圧器	平滑回路	整流回路
5.	定電圧回路	定電流回路	整流回路	平滑回路

◆キーワード

電力装置　インバータ　電源回路

◆解　説

　DC-DC コンバータとは、直流電圧を異なる大きさの直流電圧に変換する電力装置・電源回路の一種である。回路に用いられている複数の IC において、それぞれが要求する電源電圧の大きさが違う場合などに必要となる。

　電圧の変換には変圧器（トランス）を用いればよいが、変圧器は交流に対してしか動作しない。そこで、入力の直流電圧をいったん交流電圧に変換する必要がある。この変換装置を（ア）インバータという。インバータで交流に変換された電圧は（イ）変圧器で所望の交流電圧へ変換し、その後、交流電圧を直流電圧に変換する一般的な手順に従って、ダイオードブリッジなどの（ウ）整流回路で整流し、コンデンサの充放電を利用した（エ）平滑回路である程度安定した直流に変換する。ただし、このままではリプル（脈流）を含んでいるので、これを除去するための電源安定化回路を平滑回路の後ろに接続することが多い。

1. 上記の通りの順で各回路を接続している。

【正解　1】

<文　献>

福長一義ほか　編：臨床工学講座　医用電気工学2　第2版. 医歯薬出版. 2017. P147

小野哲章ほか　編：臨床工学技士標準テキスト　第3版増補. 金原出版. 2019. P186、P218～P220

◆過去5年間に出題された関連問題

　該当なし

［３３回－午後－問題５１］　正しいのはどれか。（医用電気電子工学）

a. 理想ダイオードの逆方向抵抗はゼロである。

b. ユニポーラトランジスタは電流制御素子である。

c. ピエゾ効果が大きい半導体は磁気センサに利用される。

d. 接合型 FET の n 形チャネルの多数キャリアは電子である。

e. CMOS 回路はバイポーラトランジスタ回路よりも消費電力が少ない。

　　1. a、b　　　2. a、e　　　3. b、c　　　4. c、d　　　5. d、e

◆キーワード

半導体素子　ピエゾ効果

◆解　説

a. 理想ダイオードは、順方向接続したときの抵抗値はゼロであり、逆方向接続したときの抵抗値は無限大となる。

b. ユニポーラトランジスタは、ゲート電圧によってドレインとソース間の電流を制御する素子である。一方で、電流制御素子と呼ばれるのはバイポーラトランジスタで、ベース電流によってコレクタとエミッタ間の電流を制御する。

c. ピエゾ効果は、圧力を与えると分極を起こし起電力が発生する効果であるため、圧力を検出するような圧力センサに利用される。磁気センサに用いられるのはホール効果をもつ半導体である。

d. FET には、p 形チャネルと n 形チャネルがある。p 形チャネルの多数キャリアは正孔であり、n 形チャネルの多数キャリアは電子である。

e. CMOS は、p 形と n 形の MOS-FET が接続して構成されており、片方が ON のときはもう片方が OFF になる排他的な動作をする。MOS-FET のゲートには電流が流れないため、消費電力が少ない。

【正解　5】

<文　献>

中島章夫ほか　編：臨床工学講座　医用電子工学　第２版. 医歯薬出版. 2015. P16～P17、P44～P48、P133～P134

◆過去５年間に出題された関連問題

［２８回－午前－問題５３］　　［３０回－午前－問題５１］　　［３２回－午前－問題５２］

　　ただし、Aは理想演算増幅器とし、角周波数をω、虚数単位をjとする。(医用電気電子工学)

1. R_1
2. $R_1 + R_2$
3. $\dfrac{1}{j\omega C}$
4. $R_1 + \dfrac{1}{j\omega C}$
5. $R_1 + R_2 + \dfrac{1}{j\omega C}$

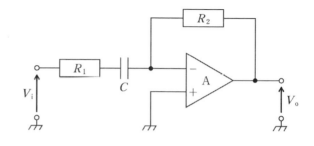

◆キーワード

不完全微分回路

◆解　説

　問題の回路は、理想演算増幅器を用いた不完全微分回路である。反転増幅回路を基にして、回路の入力からみて初段の抵抗をコンデンサに置き換えたものが微分回路である。さらにこのコンデンサに対して抵抗を直列に接続した回路が不完全微分回路である。

　不完全微分回路の入力インピーダンスは、回路の入力からオペアンプの反転入力端子の間に接続された素子の合成インピーダンスZ（図1参照）である。ただし、理想演算増幅器は入力インピーダンスが無限大であるため、演算増幅器に電流は流れ込まない。

　ここで、コンデンサCの容量性リアクタンスX_cと抵抗R_1は直列に接続されているため、これらを合成すればよい。よって合成インピーダンスZは

$$Z = R_1 - jX_c = R_1 - j\frac{1}{\omega C} = R_1 + \frac{1}{j\omega C}$$

となる。

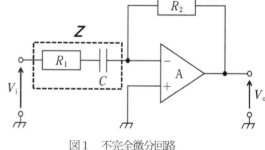

図1　不完全微分回路

【正解　4】

<文　献>

中島章夫ほか　編：臨床工学講座　医用電子工学　第2版. 医歯薬出版. 2015. P115〜P118
稲岡秀検ほか　編：臨床工学技士のための基礎電子工学. コロナ社. 2010. P64〜P66

◆過去5年間に出題された関連問題

　［３０回－午前－問題５５］　　［３１回－午前－問題５５］　　［３２回－午後－問題５２］

[３３回－午後－問題５３]　ダイオードの順方向における電流電圧特性を図1に示す。このダイオードを図2のような等価回路（$V_F \geqq 0.6\,V$）に置き換えたときの V_d と r_d との組合せで正しいのはどれか。（医用電気電子工学）

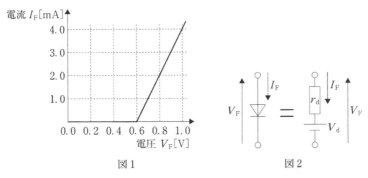

図1　　　　　　　　　　図2

1. $V_d = 1.0\,V$　　$r_d = 250\,\Omega$
2. $V_d = 1.0\,V$　　$r_d = 100\,\Omega$
3. $V_d = 0.6\,V$　　$r_d = 250\,\Omega$
4. $V_d = 0.6\,V$　　$r_d = 100\,\Omega$
5. $V_d = 0.6\,V$　　$r_d = 0\,\Omega$

◆キーワード

ダイオードの順方向特性

◆解　説

　理想的なダイオードは、順方向電圧が加わり、順方向電流が流れるときはダイオード内の電圧降下はなく、ただの導線（0Ω）とみなすことができる。一方、理想的ではないダイオード（つまり実際のダイオード）の場合は、順方向電流が流れるためにはpn接合面の電位障壁を超える電界エネルギーが供給される必要があり、その境界電圧はシリコンダイオードであれば0.6～0.7V付近となる。本問題では図1の電圧電流特性から0.6Vがその境界電圧となる。

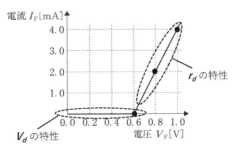

　図1の電圧電流特性は、下図のようにダイオード等価回路の直流電源 V_d と抵抗 r_d それぞれの特性を表わしている。ダイオードの順方向電圧 V_F が、電流の向きに対して逆接続された直流電源電圧 $V_d = 0.6\,V$ を超えるまでダイオードに電流は流れない。V_F が0.6Vを超えた瞬間からダイオードに電流が流れ始める。

　電圧 V_F が0.6Vより大きい電圧領域では、電圧の増加に対して電流も比例的に増加している（0.2Vの電圧増加に対して電流は2mA増加）。このことから、ダイオード等価回路の抵抗 r_d の大きさがオームの法則に基づき100Ωであることがわかる。

　$V_F \geqq 0.6\,V$ のときの等価回路の関係式は　$V_F = V_d + r_d \times I_F = 0.6 + 100 \times I_F$　となる。

【正解　4】

<文　献>

　中島章夫ほか　編：臨床工学講座　医用電子工学　第2版．医歯薬出版．2015．P127～P129

◆過去5年間に出題された関連問題

　[２９回－午後－問題５２]

149

［３３回－午後－問題５４］　図の回路で電池に10Ωの負荷抵抗 R_L を接続したときの V_o が1.2 V、　20Ωの負荷抵抗 R_L を接続したときの V_o が1.6 V であった。この電池の V_s と R_s との組合せで正しいのはどれか。(医用電気電子工学)

1. $V_s = 2.4$ V　　$R_s = 30$ Ω
2. $V_s = 2.4$ V　　$R_s = 20$ Ω
3. $V_s = 2.4$ V　　$R_s = 10$ Ω
4. $V_s = 1.6$ V　　$R_s = 20$ Ω
5. $V_s = 1.6$ V　　$R_s = 10$ Ω

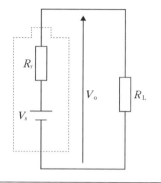

◆キーワード

電池の内部抵抗

◆解　説

　10Ωの負荷抵抗 R_L を接続したときの V_o が 1.2 V であるため、このときに回路に流れる電流は0.12A であることがわかる。また、20Ωの負荷抵抗 R_L を接続したときの V_o が 1.6 V であるため、このときに回路に流れる電流は0.08A であることがわかる。これらから、回路を流れる電流 I と端子間電圧 V_o の特性図は下図のようになる。

　図より、特性を表す一次関数の式は、$V_o = -10I + 2.4$　と求まる。

　傾きが内部抵抗 R_s の大きさを表しており、切片が電池の電圧 V_s の大きさを表しているため、V_s と R_s との組合せで正しいのは、$V_s = 2.4$ V および $R_s = 10$ Ω となる。

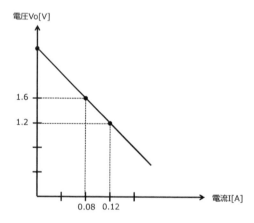

【正解　3】

<文　献>

　戸畑裕志ほか　編：臨床工学講座　医用電気工学1　第2版. 医歯薬出版. 2015. P51～P57

◆過去５年間に出題された関連問題

　［２９回－午前－問題５４］　　［２９回－午後－問題５０］　　［３０回－午後－問題５２］
　［３１回－午前－問題５０］

ただし、ダイオードは理想ダイオードとし、時間 t の単位は秒とする。(医用電気電子工学)

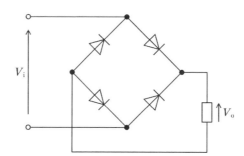

1. $10\sqrt{2}$

2. $\dfrac{100}{\sqrt{2}}$

3. 100

4. $100\sqrt{2}$

5. 200

◆キーワード

全波整流　実効値

◆解　説

　交流電圧 V_i の実効値は、電圧 V_i を二乗した平均の平方根と定義されており、式 $\sqrt{\dfrac{1}{2\pi}\displaystyle\int_0^{2\pi} V_i{}^2 dt}$ で求められる。

　問題の回路はダイオードブリッジ型全波整流回路であり、出力 V_o は入力電圧 V_i の絶対値をとり負の値がすべて
正に反転された全波整流波形となる。ここで実効値を求める際にはあらかじめ二乗されるが、上述のように V_o は V_i
の負の成分を正に反転させただけであるため、$V_i{}^2$ と $V_o{}^2$ は等しい。つまり、回路の入力電圧 V_i と出力電圧 V_o の実効
値は同じ大きさとなる。

　一般に正弦波交流の実効値は最大値を $\sqrt{2}$ で割ったものとして知られている。入力電圧 V_i の最大値は100V で
あるため、正弦波交流 V_i ならびに全波整流波形 V_o の実効値は $\dfrac{100}{\sqrt{2}}$ となる。

【正解　2】

＜文　献＞

　戸畑裕志ほか　編：臨床工学講座　医用電気工学１　第２版. 医歯薬出版. 2015. P85～P87
　中島章夫ほか　編：臨床工学講座　医用電子工学　第２版. 医歯薬出版. 2015. P22～P23

◆過去５年間に出題された関連問題

　[２８回－午前－問題５１]

[３３回－午後－問題５６]　信号に対応して搬送波の振幅が変化するパルス変調はどれか。(医用電気電子工学)

1. PAM
2. PFM
3. PNM
4. PPM
5. PWM

◆キーワード

パルス変調方式

◆解　説

　パルス変調はパルス波（矩形波）を搬送波とする変調方式である。アナログ信号をパルスで変調する方式には、PAM、PFM、PNM、PPMおよびPWMがある。例えば、PAM（パルス振幅変調）は元の信号をパルスの振幅で表現し、PFM（パルス周波数変調）は元の信号の振幅をパルスの周波数で表現する。つまり、本問題で問われている、搬送波の振幅が変化する変調方式はPAM（パルス振幅変調）となる。なお、デジタル信号をパルスで変調する方式にはPCM（パルス符号変調、Pulse Code Modulation）がある。

1. PAM（Pulse Amplitude Modulation）はパルス振幅変調である。
2. PFM（Pulse Frequency Modulation）はパルス周波数変調である。
3. PNM（Pulse Number Modulation）はパルス数変調である。
4. PPM（Pulse Position Modulation）はパルス位置変調である。
5. PWM（Pulse Width Modulation）はパルス幅変調である。

【正解　1】

<文　献>

中島章夫ほか　編：臨床工学講座　医用電子工学　第２版. 医歯薬出版. 2015. P223～P227

◆過去５年間に出題された関連問題

[２８回－午前－問題５７]　　[２８回－午後－問題５５]　　[２９回－午前－問題５６]
[３０回－午前－問題５６]　　[３１回－午後－問題５６]　　[３２回－午前－問題５６]

［33回−午後−問題57］ 記憶装置について**誤っている**のはどれか。（医用電気電子工学）
　　1．フラッシュメモリは揮発性メモリの一種である。
　　2．ハードディスクは情報を磁気的に記録する。
　　3．RAMは記憶内容を変更することができる。
　　4．RAMは主記憶装置として使われる。
　　5．ROMは電源を切っても情報を保持する。

◆キーワード

記憶装置　揮発性メモリ

◆解　説

　コンピュータのハードウェアのうち、情報を保存しておくための装置を記憶装置という。記憶装置は主記憶装置と補助記憶装置に大別される。主記憶装置はメインメモリともいい、処理を行う間情報を格納する半導体（IC）メモリである。一方、補助記憶装置はプログラムやデータを長期的に保存するために用いられ、磁性体を用いたハードディスク、レーザー光を利用するCD、DVD、Blu-ray Disc、半導体からなるフラッシュメモリ、SSDなどがある。

　また、半導体メモリにおいて電源オフとともに記憶領域が解放されることを揮発性といい、主記憶装置のメインメモリなどには揮発性のRAM、補助記憶装置のフラッシュメモリなどには不揮発性のROMが用いられる。

1．フラッシュメモリは電気的に情報の読み書き消去が可能なEE-PROMの発展型で、電源を切っても記憶内容が保持される不揮発性メモリである。USB型メモリやカード型メモリなど補助記憶装置として汎用されている。

2．ハードディスクは補助記憶装置の一種で、磁性体を塗布した円盤状の媒体（ディスク）に情報を記憶する。

3．RAMは半導体を用いた記憶装置であり、電源を切ると情報が失われる揮発性メモリである。主記憶装置（メインメモリ）に用いられるDRAMと、レジスタやキャッシュメモリなどに用いられるSRAMがあり、いずれも電気的に情報を読み書き消去することが可能である。

4．主記憶装置（メインメモリ）にはアクセス速度が速いRAMのうち、比較的安価に大容量が得られるDRAMが用いられる。

5．ROMは不揮発性の半導体メモリで、電源を切っても情報が保持されるため、補助記憶装置として使用される。

【正解　1】

<文　献>

戸畑裕志ほか　編：臨床工学講座　医用情報処理工学　第2版. 医歯薬出版. 2019. P65〜P67、P75〜P76

◆過去5年間に出題された関連問題

　　［28回−午後−問題56］　　［29回−午前−問題57］　　［30回−午前−問題58］
　　［30回−午後−問題57］　　［31回−午後−問題57］　　［32回−午前−問題58］

　　　1. IPv4 は 8 ビットごとに 192.168.100.1 のように表記している。

　　　2. ネットワークアドレス部とホストアドレス部で構成される。

　　　3. グローバル IP アドレスは各国の政府機関で管理されている。

　　　4. LAN 内のみで使えるアドレスをプライベート IP アドレスという。

　　　5. 枯渇に対応して 128 ビットの IPv6 への移行が進められている。

◆キーワード

インターネット　IP アドレス　IPv4　IPv6

◆解　説

　コンピュータネットワークにおいて、通信回線を流れるデータの並べ方や表現方法を定めた約束事を通信プロトコルといい、インターネットでは TCP/IP（Transmission Control Protocol / Internet Protocol）というプロトコル体系が広く使われている。TCP/IP ネットワークでは、各端末に IP アドレスという識別番号が割り振られ、ネットワーク上における住所としての役割を果たしている。

1. IPv4 は 32 ビットの IP アドレスで、2 進数 32 桁で表現されるが、見やすくするため 8 ビットごとにドット（.）で 4 つに区切り、それぞれ 10 進数に変換して 0〜255 の数値で表現される。

2. IP アドレスは、ネットワークアドレス部とホストアドレス部に分割される。ネットワーク部はどのネットワークに属しているのかを表し、ホスト部はネットワーク内の個々の端末を表す。IPv4 の 32 ビットのうち、ネットワーク部とホスト部に何ビットを割り当てるかは設定によって異なってくるが、例えばクラス C という割り当てではネットワーク部に 24 ビット、ホスト部に 8 ビットを用いる。

3. IP アドレスにはグローバルアドレスとプライベートアドレスの区別があり、前者はインターネットに接続するために用いる世界中で一意となる IP アドレス、後者は特定のネットワーク内でのみ識別可能な IP アドレスである。グローバルアドレスは、世界中で重複することがないよう非営利法人の ICANN（Internet Corporation for Assigned Names and Numbers）の IANA（Internet Assigned Numbers Authority）によって調整され、その配下にあるインターネットレジストリ（日本では APNIC や JPNIC）が管理・割り当てを行っている。プライベートアドレスは当該ネットワークの管理者が自由に割り当てられる。

4. プライベート IP アドレスは、LAN やイントラネットなどの独立したネットワーク内でのみ識別可能な IP アドレスである。グローバル IP アドレスの使用を節約し、IPv4 の枯渇に対処するためにも有効である。

5. 32 ビットの IPv4 ではおよそ 43 億個の IP アドレスを割り当てることができるが、世界的な通信機器の普及に伴い、2011 年 2 月 3 日に IANA の在庫が枯渇、2011 年 4 月 15 日には APNIC、JPNIC でも通常の割り振りが終了した。こうした事態に備え、1999 年 5 月より、128 ビットに拡張した IPv6 への移行が進められている。IPv6 ではおよそ 3.4×10^{38} 個の IP アドレスが利用できることに加え、IP パケットを暗号化する IPsec の機能が標準で装備されたり、IPoE 方式によるインターネット接続が可能になるなどの利点がある。

【正解　3】

<文　献>

　戸畑裕志ほか　編：臨床工学講座　医用情報処理工学　第 2 版. 医歯薬出版. 2019. P160

◆過去５年間に出題された関連問題

　　［２８回－午後－問題５８］　　［２９回－午後－問題５８］　　［３１回－午後－問題５９］

　1. データのバックアップは情報漏洩の防止に役立つ。
　2. 共通鍵暗号方式では鍵が漏れてもセキュリティ上問題ない。
　3. 情報セキュリティにおける完全性とは、情報が正確で改ざんされていないことをいう。
　4. オープンソースソフトウェアは、セキュリティ確保のためには使用すべきではない。
　5. 院内ネットワークにファイアウォールが導入されていれば、個人のPCを自由に接続してよい。

◆キーワード

情報セキュリティ　完全性

◆解　説

　情報の機密性、完全性、可用性を維持することを情報セキュリティという。

・機密性 … 認可された者だけが情報にアクセスできるようにすること
・完全性 … 情報が正確かつ完全な状態で維持されること
・可用性 … 利用者が必要なときに情報にアクセスできるようにすること

　機密性を維持するにあたっては、なりすましや脆弱性（セキュリティホール）を狙った攻撃などによる情報漏洩が脅威となるため、対策としてアクセス制御、認証、暗号化などの不正アクセス対策が有効である。完全性を維持するにあたっては、不正アクセスによるデータの改ざん、故意的な削除や人為的なミスが脅威となるため、対策として不正アクセス対策のほか、デジタル署名、バックアップ、編集履歴などが有効である。可用性を維持するにあたっては、システム障害が脅威となるため、対策としてシステムの二重化やウイルス対策などが有効である。

1. 情報漏洩は機密性に対する脅威であり、アクセス制御、認証、暗号化などの不正アクセス対策が有効である。データのバックアップはデータが破損したり誤って消去したりしたときに復元するために有効な手段で、完全性を維持するために有用であるが、不正アクセス対策にはならない。
2. 共通鍵暗号方式（秘密鍵暗号方式）では、暗号化と復号を同じ鍵で行うため、第三者に漏れないないよう管理する必要がある（秘密鍵）。一方、公開鍵暗号方式であれば、暗号化と復号に異なる鍵を用いる仕組みであり、暗号化鍵は公開されている。
3. 完全性とは、情報が正確かつ完全な状態で維持されることで、改ざんが脅威となる。
4. オープンソースソフトウェアは、ソースコードが無償で公開されていて誰でも自由に改変、再配布することができる。そのため、開発者による保証がなく、マニュアルやサポートが必ずしも整っていない点などには注意する必要はあるが、一概にセキュリティ上の懸念があるとはいえない。世界中のユーザーの協力によってバグを見つけたり、改良・修正が行われたりしており、ソフトウェアの安定性や品質が向上していくことも多い。
5. ファイアウォールは、外部ネットワーク（インターネット）と内部ネットワーク（ローカルネットワーク）の間に設置され、不正な通信を監視し制御するシステムであり、信頼のおけない外部ネットワークからの攻撃を遮断することができる。しかし、院内ネットワーク（ローカルネットワーク）に自由に個人のPCを接続してしまうと、不正アクセスのリスクが生じ、機密性や完全性の脅威となる。

【正解　3】

<文　献>

戸畑裕志ほか　編：臨床工学講座　医用情報処理工学　第2版. 医歯薬出版. 2019. P219～P235

◆過去5年間に出題された関連問題

[２９回－午前－問題５９]　　[３０回－午前－問題６０]　　[３０回－午後－問題５９]
[３１回－午前－問題６０]　　[３２回－午後－問題５８]

[３３回－午後－問題６０]　－1 V から ＋1 V の電圧を量子化ビット数 10 bit で AD 変換する。電圧の分解能［mV］に最も近いのはどれか。(医用電気電子工学)
1.　1.0
2.　2.0
3.　4.0
4.　8.0
5.　16.0

◆キーワード

AD 変換　量子化　分解能

◆解　説

　アナログ信号をデジタル信号に変換することを AD 変換という。AD 変換は標本化、量子化、符号化の３段階で行われ、各段階では以下の処理が行われる。

　　①標本化 ……… 一定の時間間隔でアナログ信号から振幅の瞬時値を取り出す。

　　②量子化 ……… アナログ信号の空間軸（振幅）を一定の間隔で区切り、その区切りとなる値（離散値）に標本化によって得られた振幅の瞬時値を近似する。

　　③符号化 ……… 標本化、量子化によって離散化された値を２進数に変換する。

　AD 変換後の出力は２進数となるが、ここで用いる２進数の桁数を「量子化ビット数」という。量子化ビット数が大きいほどよりきめ細かく記録することができ、分解能（量子化精度）を向上させることができる。分解能は量子化後の離散値の間隔（量子化幅）に相当するため、量子化ビット数を n として次式で求められる。

分解能［V］＝入力信号の範囲［V］÷（2^n-1）

　問題では－1 V〜＋1 V の範囲の入力信号を量子化ビット数 10 bit で量子化することから、

$$分解能 = \frac{1-(-1)}{2^{10}-1} = \frac{2}{1023} = 0.00196 \ V = 1.96 \ mV$$

　よって、選択肢で最も近いのは 2.0［mV］である。

【正解　2】

<文　献>

戸畑裕志ほか　編：臨床工学講座　医用情報処理工学　第２版. 医歯薬出版. 2019. P46〜P49

◆過去５年間に出題された関連問題

［２８回－午前－問題６３］　　［２９回－午前－問題６２］　　［３２回－午前－問題６３］

［３３回－午後－問題６１］　生体時系列信号の解析法とその用途との組合せで正しいのはどれか。（医用電気電子工学）

1. FFT ───────── 視覚誘発電位の検出
2. 加算平均 ───────── パワースペクトルの導出
3. 自己相関関数 ──────── 折り返し雑音の抑制
4. ローパスフィルタ ─────── 周期的成分の抽出
5. ハイパスフィルタ ─────── 基線動揺の抑制

◆キーワード

信号処理　周波数分析　雑音対策　フィルタ

◆解説

　心電図、脳波、体温など時間とともに変化する値を連ねた信号を時系列信号という。時系列信号の解析には、フーリエ変換、パワースペクトル、自己相関関数などの手法が用いられる。

・フーリエ変換：周波数成分の分析のための手法。周期的に変化する複雑な波形について、どのような周波数特性をもつ正弦波の要素からなるかを解析することができる。逆に、複数の正弦波を合成して複雑な周期的波形を作り出すことを逆フーリエ変換という。もともとのフーリエ変換はアナログ信号を対象とした手法であり、離散化したデジタル信号を対象とする場合には離散フーリエ変換（DFT）が適用されるが、実用的にはコンピュータ上で高速に計算するアルゴリズムである高速フーリエ変換（FFT）が用いられる。

・パワースペクトル：時系列信号を解析して、周波数成分ごとに、各周波数成分のパワー（強度）をプロットしたもの。周波数を横軸に、信号のパワー（振幅の２乗に相当）を縦軸にとったグラフになる。

・自己相関関数：一つの信号のある時間 t の値と、異なる時間 t+τ での値との関係性を示す関数。同一の信号の時間軸をずらして相関をとることで、信号に潜む周期性を解析することができる。脳波など不規則雑音に埋もれた周期的な信号の周期特性を調べる際などに利用される。

1. 視覚誘発電位は、脳波を刺激のタイミングで同期させて加算平均処理することによって検出される。
2. 加算平均は、反復して測定した信号を同期させて平均化することで、不規則な雑音を除去する手法である。
3. 折り返し雑音（エイリアシング）は、AD 変換の際サンプリング周波数よりも低い周波数で標本化したことが原因で生じる現象である。これを防ぐには標本化の前処理として、サンプリング周波数の 1/2 の周波数（ナイキスト周波数）より高い周波数成分をローパスフィルタによって取り除くとよい。
4. ローパスフィルタ（低域通過フィルタ）は、周波数が高い成分を減衰させるフィルタで、心電図信号に混じった筋電図ノイズのように高周波数の雑音を除去するのに適している。
5. ハイパスフィルタ（高域通過フィルタ）は、周波数が低い成分を減衰させるフィルタで、基線動揺（ドリフトノイズ）のように低周波数の雑音を除去するのに適している。

【正解　5】

<文　献>

戸畑裕志ほか　編：臨床工学講座　医用情報処理工学　第２版. 医歯薬出版. 2019. P49～P55

◆過去５年間に出題された関連問題

［２８回－午後－問題６１］　　［２９回－午後－問題６１］　　［３０回－午前－問題２６］
［３１回－午前－問題６３］

[３３回－午後－問題６２]　　$(1-j)^4$ と等しいのはどれか。

　　ただし、j は虚数単位である。(医用電気電子工学)

　　1.　−4

　　2.　−2

　　3.　0

　　4.　2

　　5.　4

◆キーワード

虚数単位　複素数

◆解　説

　　二乗して−1になる数を虚数単位といい、i や j で表される（数学では imaginary の頭文字を取って i を使うが、電気の分野では電流と区別するため j を使うことが多い）。

　　虚数単位の定義から次の式が成り立つ。

$$j^2 = -1 \qquad j = \sqrt{-1}$$

　　問題文の式は、$(1-j)^4 = \{(1-j)^2\}^2$ として、まずは $(1-j)^2$ を求めるとよい。

【計算過程】

$(1-j)^2 = 1^2 - 2 \cdot 1 \cdot j + j^2 = 1 - 2j + j^2$

$j^2 = -1$ より、

$= 1 - 2j - 1 = -2j$

よって、

$(1-j)^4 = \{(1-j)^2\}^2 = (-2j)^2 = 4j^2$

$j^2 = -1$ より、

$= 4 \times (-1) = -4$

【正解　1】

<文　献>

戸畑裕志ほか　編：臨床工学講座　医用電気工学1　第2版. 医歯薬出版. 2015. P163〜P165

◆過去5年間に出題された関連問題

　　［２８回－午前－問題５２］　　［２９回－午前－問題６３］　　［３０回－午後－問題６３］

　　［３１回－午後－問題６２］　　［３２回－午後－問題６２］

メインストリーム方式のカプノメータについて**誤っている**のはどれか。（生体機能代行装置学）

1. プローブには赤色光の光源を使用している。
2. アダプタが死腔となる。
3. サイドストリーム方式に比べて応答が速い。
4. セルの汚れや水滴の付着により測定誤差を生じる。
5. ICU などでの長期間の人工呼吸管理に使用される。

◆キーワード

カプノメータ　呼気終末二酸化炭素分圧　赤外線吸収法

◆解　説

　呼気ガスの赤外線吸収率を波形化することで二酸化炭素分圧の経時的な変化を記録し、動脈血二酸化炭素分圧と近似するといわれる呼気終末二酸化炭素分圧を計測する。また、一呼吸ごとの呼吸波形（カプノグラム）のほか、トレンドグラフにより経時的変化を評価することで呼吸状態のよい指標となる。

　回路内に本体を組み込み測定するメインストリーム方式と、呼気ガスの一部をサンプリングして測定するサイドストリーム方式に分かれる。特に、メインストリーム方式は本体、センサ、アダプタ（セル）からなり、回路内に組み込むことで測定遅れがない一方、死腔が増えることやセルなどの汚れや水滴による測定誤差が問題となる。

1. プローブでは、$4.3\,\mu\mathrm{m}$ の赤外光（赤外線）を光源として利用している。
2. メインストリーム方式では、回路内に組み込むためアダプタ部分（成人用で５mL 程度）で死腔となる。
3. サイドストリーム方式では、サンプルチューブにより呼気ガスを装置本体にサンプリングしてから測定するため、メインストリーム方式のほうが応答が早い。
4. セルの汚れや水滴は赤外線の吸収を妨げるため誤差要因となる。
5. 動脈血二酸化炭素分圧は換気の重要な指標となるが、動脈血の採血が必要となるため連続測定が不可能で、動脈へのルート確保が必須となる。長期間にわたる場合、採血の必要がないカプノメータによる呼気終末二酸化炭素分圧の測定は非常に有用である。

【正解　1】

<文　献>

　石原　謙ほか　編：臨床工学講座　生体計測装置学. 医歯薬出版. 2010. P163〜P167

◆過去５年間に出題された関連問題

　［２９回－午前－問題３０］

[３３回－午後－問題６４]　経皮的ガス分析装置について**誤っている**のはどれか。（生体機能代行装置学）

1. 酸素分圧測定は主に新生児領域で使用される。
2. 酸素分圧測定には加温が必要である。
3. 酸素電極はクラーク電極を応用したものである。
4. 二酸化炭素電極はセバリングハウス電極を応用したものである。
5. 二酸化炭素分圧測定には冷却が必要である。

◆キーワード

動脈血酸素分圧　動脈血二酸化炭素分圧　経皮的ガス分析装置

◆解　説

　経皮的ガス分析装置は、経皮電極により皮膚面を加温（42～44℃）し、毛細血管の拡張を促して皮膚表面の動脈血のガス分圧を推測値として測定する。

　新生児領域の呼吸管理では酸素投与に特に注意が必要であり、頻回な酸素化の評価が必要となるが、新生児の細い動脈への採血は非常に困難であると同時に侵襲度が高いため、動脈血の血液ガス分析に代わる測定法として使用されている。測定精度が血液ガス分析より低く、成人ではほとんど使用されていない。

1. 採血の困難な新生児領域で汎用性が高い装置である。
2. 経皮電極により皮膚面を加温（42～44℃）して、皮膚表面の毛細血管を拡張して測定する。
3. 酸素電極はクラーク電極を応用し、電極を狭小化、薄膜化したものである。
4. 二酸化炭素電極でも応答時間や精度を改善するため、電極膜や電解液を工夫している。
5. センサには加温のためのヒータが内蔵されており、冷却はしていない。

【正解　5】

＜文　献＞

　石原　謙ほか　編：臨床工学講座　生体計測装置学. 医歯薬出版. 2010. P172～P174

◆過去５年間に出題された関連問題

　　[２８回－午後－問題２９]　　[２９回－午後－問題２９]　　[３２回－午前－問題３１]

　　a.　うつ熱

　　b.　過剰加湿

　　c.　死腔の増加

　　d.　呼吸抵抗の増加

　　e.　人工呼吸器関連肺炎の増加

　　1.　a、b　　　2.　a、e　　　3.　b、c　　　4.　c、d　　　5.　d、e

◆キーワード

人工鼻　人工呼吸器　加湿

◆解　説

　　人工鼻は、人工呼吸器において呼気ガス中の水蒸気を蓄え（80％程度）、吸気時に放出することで吸気ガスを加湿するデバイスである。加温加湿器、ネブライザとの併用は禁忌で、Yピースと気管チューブとの間に装着する。加温加湿器と比較して簡易的に使用でき専用装置が不要、回路構成が単純、結露が生じにくいなどの利点がある。一方で、Yピースと気管チューブとの間に装着するため機械的死腔となるほか、痰などの分泌物で閉塞すると回路内抵抗が上がってしまうことが欠点となる。

a.　うつ熱は体内で発生する熱ではなく、加温加湿器などにより体外からの熱を放散できない場合に起こる現象であり、熱を発生しない人工鼻では起こり得ない。

b.　加温加湿器の温度設定次第では過剰加湿となることもあるが、人工鼻はあくまでも自分の呼気の水蒸気を再吸収するため、過剰加湿になることはない。

c.　Yピースと気管チューブとの間に装着するため、吸気回路内には含まれず死腔となる。

d.　痰や分泌物による目詰まりなどを起こした場合は、呼吸抵抗を上昇させる可能性がある。また、人工鼻と加温加湿器を併用すると、加温加湿器からの水蒸気を蓄えてしまうことで呼吸抵抗が上昇するため併用は禁忌となっている。

e.　人工鼻や加温加湿器を用いなければ、気道内の加湿不足で気管支または細気管支のゲル層が乾燥することにより、外部からの細菌の侵入を阻止できず人工呼吸器関連肺炎（VAP）の発症リスクが上昇する。VAPの発症を抑えるためにも加湿は重要であり、人工呼吸管理では加温加湿器または人工鼻を必ず用いる必要がある。

【正解　4】

<文　献>

廣瀬　稔ほか　編：臨床工学講座　生体機能代行装置学　呼吸療法装置. 医歯薬出版. 2011. P122～P124

◆過去5年間に出題された関連問題

　　［28回－午前－問題65］　　　［30回－午前－問題34］　　　［31回－午前－問題65］

高気圧酸素治療の適応で**ない**のはどれか。（生体機能代行装置学）

1. 減圧症
2. ガス塞栓
3. 酸素中毒
4. ガス壊疽
5. コンパートメント症候群

◆キーワード

高気圧酸素治療　適応疾患

◆解　説

　高気圧酸素治療の治療機序は「環境圧力によるガスの圧縮効果」「溶解型酸素の増加による低酸素血症の改善効果」「環境圧力と溶解型酸素の増加による相乗効果」「酸素の毒性を利用した薬理効果」であるとされており、2018年の診療報酬改定において主に以下の疾患に適応があるとされている。

- ・減圧症
- ・ガス塞栓症
- ・一酸化炭素中毒
- ・ガス壊疽
- ・末梢血管障害
- ・コンパートメント症候群
- ・圧挫傷
- ・熱傷、凍傷
- ・脳梗塞
- ・イレウス
- ・スモン

- ・低酸素脳症
- ・脳浮腫
- ・頭蓋内腫瘍
- ・骨髄炎
- ・難治性潰瘍
- ・突発性難聴
- ・放射線障害
- ・皮膚移植
- ・脊髄神経疾患
- ・網膜動脈閉塞症
- ・（放射線または抗がん剤と併用される）悪性腫瘍

1. 減圧症では、環境圧力と溶解型酸素の増加による相乗効果により、血管内に発生した気泡を再度血液内に吸収させ、末梢への酸素供給を改善する。
2. 1と同様となる。
3. 酸素中毒は高気圧酸素治療の副作用の一つであり、適応とはならない。
4. ガス壊疽は細菌感染によるもので、嫌気性菌が要因となる場合に高気圧酸素治療が適応となる。細菌感染のなかでも、好気性菌が原因の場合は症状を悪化させる可能性があり、感染症の適応には注意が必要である。
5. コンパートメント症候群は、前腕や下腿の骨折・打撲・肉離れなどの腫脹にともない、手足のしびれや痛み、血行障害を伴う病態で、高気圧酸素治療により血行改善が期待できる。

【正解　3】

<文　献>
　廣瀬　稔ほか　編：臨床工学講座　生体機能代行装置学　呼吸療法装置. 医歯薬出版. 2011. P103～P104

◆過去５年間に出題された関連問題
　［２９回－午後－問題６６］　　［３２回－午前－問題６８］

[３３回－午後－問題６７] 在宅人工呼吸（HMV）を施行する医療機関が具備すべき機器はどれか。（生体機能代行装置学）

a. 胸部エックス線撮影装置
b. 気道内分泌物吸引装置
c. 血液ガス分析装置
d. 二酸化炭素吸収装置
e. 膜型人工肺

1. a、b、c　　2. a、b、e　　3. a、d、e　　4. b、c、d　　5. c、d、e

◆キーワード

HMV　在宅人工呼吸

◆解　説

　HMVとは長期間にわたり人工呼吸療法を必要とし、かつ病態が安定している場合において在宅環境下で実施する人工呼吸療法である。しかし、状態が悪化した場合には医療施設での管理が必要となるため、HMVを実施する施設では緊急時の受け入れに際して具備すべき医療機器が定められている。

在宅人工呼吸療法を実施する保険医療機関又は緊急時に入院するための施設が備えなければならない機械及び器具
（平16.2.27　保医発0227001）

ア　酸素吸入設備
イ　気管内挿管または気管切開の器具
ウ　レスピレーター（人工呼吸器）
エ　気道内分泌物吸引装置
オ　動脈血ガス分析装置
カ　胸部エックス線撮影装置

d. 二酸化炭素吸収装置は麻酔器の構成要素であり、HMVとは関連がない。
e. 膜型人工肺は人工心肺装置やECMOにおいて、血液を直接酸素化するものでありHMVとは関連がない。

【正解　1】

<文　献>
　廣瀬　稔ほか　編：臨床工学講座　生体機能代行装置学　呼吸療法装置. 医歯薬出版. 2011. P211～P212

◆過去5年間に出題された関連問題
　[２８回－午後－問題６７]

163

[３３回－午後－問題６８] 図のような人工呼吸器回路構成で、用手換気装置を接続できる部位はどこか。（生体機能代行装置学）

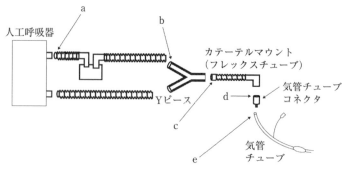

a. 吸気回路の人工呼吸器接続部
b. Ｙピースの吸気回路接続部
c. カテーテルマウント（フレックスチューブ）のＹピース接続部
d. 気管チューブコネクタ
e. 気管チューブの気管チューブコネクタ接続部

1. a、b 　　 2. a、e 　　 3. b、c 　　 4. c、d 　　 5. d、e

◆キーワード

用手換気装置　バックバルブマスク　ジャクソンリース回路

◆解　説

　用手換気装置は救急蘇生時に手動換気目的で使用するほか、人工呼吸器使用中のサクション（気管吸引）前後や、人工呼吸器の動作不良時などに、一時的な人工呼吸器の代行としても用いられる。用手換気装置にはバックバルブマスク（アンビューバック）と、ジャクソンリース回路がある。バックバルブマスクはシリコンバックのため酸素の供給がなくても自動膨張式で膨らむことができる一方で、呼吸抵抗やコンプライアンスを感じにくい。ジャクソンリース回路は薄いゴム製のバックであり酸素供給により膨らませなければ使用できないが、吸気時に患者の呼吸抵抗を感じることができる。

　両者ともに気管チューブのコネクタに直接接続するか、気管チューブに接続したカテーテルマウントのＹピース接続部側に接続して使用する。

a. 吸気回路の人工呼吸器接続部に接続しても死腔が多く、呼気をそのまま再呼吸する可能性がある。
b. Ｙピースの吸気回路接続部では呼気回路とも開通しているため使用できない。
e. 気管チューブの気管チューブコネクタ接続部は、気管チューブコネクタ以外を接続する場所ではなく、接続部の形状も合わないため接続できない。

【正解　4】

＜文　献＞
　廣瀬　稔ほか　編：臨床工学講座　生体機能代行装置学　呼吸療法装置. 医歯薬出版. 2011. P164

◆過去５年間に出題された関連問題
　該当なし

　　1.　血漿分離用フィルタ
　　2.　熱交換器
　　3.　限外ろ過装置
　　4.　血液濃縮器（ヘモコンセントレータ）
　　5.　血液透析用ダイアライザ

◆キーワード

内部灌流　外部灌流

◆解　説

　　血液などの流体を中空糸や細管などの流路を用いて流す場合、血液が流路の中を通るものを内部灌流、血液が流路の外側を通るものを外部灌流という。

　　内部灌流は、流体の流れが層流となり、境界膜抵抗が増大することから、圧力損失が大きくなり、拡散を妨げることになる。対して外部灌流は、流体の流れが乱流となり、流体は攪拌されることからガスや熱などの交換効率は内部灌流よりも良好となる。

　　主に内部灌流は、血液浄化器のように流路外部に水分や物質などを排出するようなものに適用されている。外部灌流は人工肺や熱交換器のようにガスや熱の交換を目的としたものに適用されている。

1.　血漿分離用フィルタは、中空糸外部に分離した血漿成分を排出するため、血液は中空糸内部を通る。
3.　限外ろ過装置は、中空糸外部にろ過物質を排出するため、内部灌流である。
4.　血液濃縮器（ヘモコンセントレータ）は血液ろ過器であり、中空糸外部にろ過物質を排出するため、内部灌流である。
5.　血液透析用ダイアライザは、拡散および限外ろ過により中空糸外部に物質および水分を排出するため、内部灌流である。

【正解　2】

＜文　献＞

　　見目恭一ほか　編：臨床工学講座　生体機能代行装置学　体外循環装置　第2版. 医歯薬出版. 2019. P40〜P42、
　　　P50〜P51、P55

　　竹澤真吾ほか　編：臨床工学講座　生体機能代行装置学　血液浄化療法装置　第2版. 医歯薬出版. 2019. P59
　　　〜P61、P215

◆過去5年間に出題された関連問題

　　［28回－午前－問題69］　　［28回－午後－問題69］　　［32回－午後－問題70］

［３３回－午後－問題７０］　人工心肺回路の動脈フィルタについて正しいのはどれか。（生体機能代行装置学）

a. メッシュサイズは 200～400 μm である。

b. 親水性のメッシュが使用される。

c. 血液は上部から流入し、下部から流出していく。

d. 回路の最後に装着する。

e. エアトラップと同様の構造である。

1. a、b　　　2. a、c　　　3. b、c　　　4. c、d　　　5. d、e

◆キーワード

動脈フィルタ　エアトラップ

◆解　説

　人工心肺回路の動脈フィルタは、送血回路の最も下流に位置し、患者へ異物、組織片、血液凝集塊、微小気泡、材料の破片を送らないための最終的なトラップとなる。

　素材には約 40 μm の疎水性メッシュフィルタ（ろ過膜）が使用される。血液はフィルタ上部より流入し旋回しながら下流に抜けていく構造となっており、気泡は軽いため浮力によって中心上部に集泡されベントポートより排気される。

　以前は人工肺と動脈フィルタは別々となっていたが、現在は人工肺と動脈フィルタが一体となっている製品もあり、充填量削減ができる。

e. エアトラップとは、あくまでも気泡除去を目的としており、メッシュ径も約 160 μm であり、同じ構造ではない。

【正解　4】

＜文　献＞

　見目恭一ほか　編:臨床工学講座　生体機能代行装置学　体外循環装置　第２版. 医歯薬出版. 2019. P51～P53、
　　P200

◆過去５年間に出題された関連問題

　該当なし

［３３回－午後－問題７１］　人工心肺による体外循環時の内分泌系・免疫系の変動について正しいのはどれか。
（生体機能代行装置学）

a. レニン－アンジオテンシン－アルドステロン系は活性化される。

b. アドレナリン分泌は低下する。

c. バソプレシン分泌は低下する。

d. インスリン分泌は亢進する。

e. 炎症性サイトカインの血中濃度は上昇する。

　　1. a、b　　　2. a、e　　　3. b、c　　　4. c、d　　　5. d、e

◆キーワード

体外循環病態生理　血液希釈　低体温

◆解　説

　人工心肺装置を用いた体外循環では、血液希釈や低体温、低血圧、定常流といった種々のストレスが加わることから、さまざまな生体反応を呈する。

a. 体外循環中は低血圧、定常流による腎血流の減少、血液希釈による低 Na 血症などにより、レニン－アンジオテンシン－アルドステロン系は活性化し、レニンやアンジオテンシンによる血管抵抗上昇が起こり、アルドステロン値は体外循環中～術後に上昇する。

b. 低血圧、定常流によりアドレナリン、ノルアドレナリンなどのカテコラミンは分泌亢進となる。ただし、体外循環開始時には血液希釈により、カテコラミン濃度が低下し、一過性の血圧低下（イニシャルドロップ）が起こる。

c. バソプレシンは一過性低血圧、左房圧低下、血液希釈によるカテコラミン濃度低下、定常流などにより体外循環中は増加する。

d. インスリンは低血圧、定常流による膵血流の低下、低体温、カテコラミンの増加などにより、分泌が低下し、術中高血糖に繋がる。またインスリン抵抗性も増大する。

e. 人工心肺中の血液はチューブや貯血槽、人工肺などの異物と接触することから、好中球、マクロファージ、補体系の活性化が生じ、炎症性サイトカイン（インターロイキン）や白血球遊走活性化因子（TNF）の分泌が増加する。

【正解　2】

＜文　献＞

　小野哲章ほか　編：臨床工学技士標準テキスト　第３版増補. 金原出版. 2019. P334～P336

◆過去５年間に出題された関連問題

　　［２８回－午後－問題７０］　　［２９回－午前－問題７１］　　［３１回－午後－問題７０］

[３３回－午後－問題７２] 経皮的心肺補助装置（PCPS）について**誤っている**のはどれか。（生体機能代行装置学）

a. 急性心筋梗塞後の心破裂によるショックは適応である。
b. ショック状態の急性肺動脈血栓塞栓症は適応である。
c. 急性くも膜下出血によるショックは適応である。
d. 送血管は腕頭動脈に挿入する。
e. 脱血管は大腿静脈に挿入する。

1. a、b　　2. a、e　　3. b、c　　4. c、d　　5. d、e

◆キーワード

経皮的心肺補助法（PCPS）

◆解　説

　経皮的心肺補助法（PCPS）とは、経皮的に挿入した送・脱血管により静脈－動脈バイパス（V－A Bypass）を確立し、右心系前負荷を減じ、遠心ポンプでの送血、人工肺にてガス交換を行うことで、心肺補助を行う流量補助循環法である。

　送・脱血管は経皮的に挿入しベッドサイド管理を目的とすることから、大腿部アプローチが一般的である。また、送血は大腿部からの逆行性送血となるため、左室後負荷の増大やMixing Zoneの同定が問題点となる。

　適応は多岐にわたり、心原性ショックや術後急性心不全、重症不整脈だけではなく、CABG（冠動脈バイパス術）やPCI（経皮的冠動脈形成術）における補助手段や、心肺蘇生、補助人工心臓へのブリッジなどにも用いられる。また、呼吸補助を行うこともできることから、急性肺動脈血栓塞栓症や重症呼吸不全などの循環障害を伴う呼吸器疾患にも適用されている。

　禁忌として、逆行性送血により合併症が危惧される高度末梢動脈硬化症、血液抗凝固療法による合併症が危惧されるくも膜下出血などの不可逆的な最近の脳血管障害、播種性血管内凝固症候群（DIC）などの凝固障害、著しい出血傾向は禁忌である。またPCPSによる効果が期待できない末期患者、詳細不明な心停止、脳死、外傷性心障害、高度大動脈弁閉鎖不全症も禁忌とされる。

a. 心原性ショックに陥った心破裂（左室自由壁破裂）に対して、心タンポナーデ解除（心嚢ドレナージ）と破裂部の修復が通常であるが、急激な循環不全に対処する方法として、大動脈バルーンパンピング（IABP）・経皮的心肺補助装置（PCPS）などの迅速な循環補助により血行動態を安定させる方法がとられることがある。
b. 肺血栓塞栓症（PTE）は深部静脈血栓症（DVT）で生じた血栓が肺動脈を閉塞し、高度な右心不全からのショックあるいは心肺停止状態に陥った場合、呼吸・循環補助が可能なPCPSの適応となる。
c. 上記の通り、くも膜下出血などの最近の脳血管障害がある場合PCPSは禁忌である。
d. 送血管は大腿動脈へ挿入されることが一般的である。
e. 脱血管は大腿静脈へ挿入され、先端は右房に留置される。

【正解　4】

<文　献>

見目恭一ほか　編：臨床工学講座　生体機能代行装置学　体外循環装置　第2版. 医歯薬出版. 2019. P229～P232

◆過去5年間に出題された関連問題

［２８回－午前－問題７３］

168

> a. 冠動脈ステントにおける遅発性血栓性閉塞の予防
> b. 冠動脈バイパス術後のグラフト閉塞の予防
> c. 切迫心筋梗塞
> d. 人工心肺離脱困難
> e. 心原性ショック
>
> 1. a、b、c　　　2. a、b、e　　　3. a、d、e　　　4. b、c、d　　　5. c、d、e

◆キーワード

大動脈内バルーンパンピング（IABP）

◆解 説

　大動脈内バルーンパンピング（IABP）とは、経皮的に挿入したバルーン付きカテーテルを左鎖骨下動脈下の下行大動脈内に留置し、駆動装置から送気されるヘリウムガスにてバルーンを拡張（Inflation）、収縮（Deflation）することで、冠血流の増加（Diastolic Augmentation）および左室後負荷（仕事量）の軽減（Systolic Unloading）を目的とした圧力補助循環装置である。

　適応は多岐にわたり、心原生ショック、人工心肺離脱困難例、低心拍出量症候群（LOS）、難治性心室性不整脈、心筋梗塞合併症（僧帽弁閉鎖不全症、心室中隔穿孔）などの循環障害に加え、PCI（経皮的冠動脈形成術）やOPCAB（オフポンプ CABG）などの補助手段や、人工心肺や PCPS（経皮的心肺補助法）における拍動流付加などである。

　禁忌は拡張期圧上昇による左室逆流を助長する中等度以上の大動脈弁閉鎖不全症、カテーテル挿入の際の血管損傷が危惧される大動脈瘤や大動脈解離、末梢動脈疾患、血液凝固療法による合併症が危惧される出血性素因コントロール不良例などがあげられる。

a. 冠動脈ステントにおける遅発性血栓性閉塞予防には、薬剤溶出性ステント（DES）を留置したうえで、二剤併用抗血小板療法で対応する。亜急性ステント血栓症（Sub Acute Thrombosis；SAT）による急性循環障害予防にIABP を挿入する例はある。

b. 冠動脈バイパス術で行われる血行再建では血流が拡張期増加するわけではないため、IABP によるグラフト閉塞予防効果は乏しい。抗血小板療法で対応する。

【正解　5】

＜文 献＞

　見目恭一ほか　編：臨床工学講座　生体機能代行装置学　体外循環装置　第 2 版. 医歯薬出版. 2019. P217〜P222

◆過去５年間に出題された関連問題

　［３０回－午前－問題６９］　　［３１回－午後－問題７４］　　［３２回－午後－問題７４］

成人男性の人工心肺完全体外循環中のトラブルやその対応について正しいのはどれか。（生体機能代行装置学）

1. 貯血槽が完全に空にならなくても空気の誤送が生じ得る。
2. 動脈解離発生時には送血流量を増やし続行する。
3. 脱血不良時には脱血カニューレをより深く挿入する。
4. 人工肺内血栓形成時にはヘパリンの追加投与を行う。
5. 脱血回路に持続的に微小気泡が引けてくる場合は直ちに送血を停止する。

◆キーワード

空気誤送　動脈解離　脱血不良　人工肺内血栓

◆解　説

　人工心肺中のトラブルは電気系統、装置駆動などの機械的要素に加え、人工心肺回路、貯血槽、人工肺および熱交換器、冷温水層、動脈フィルタ、送・脱血カニューレ、ベント、吸引などの回路要素、生体側のトラブルなど多岐にわたる。これらに対して、迅速・適切な原因究明および対処を行わなければ、患者の生命に危険が及ぶことから、日頃からの執刀医・麻酔科医・看護師などを含めたチームとしての訓練や状況判断、バックアップなどの準備が重要となってくる。

1. 気泡の流入は貯血槽だけではなく、人工肺からの引き込み、血液併用心筋保護ポンプの逆転などによって空気が誤送されるおそれがある。また脱血回路やベント回路からも空気誤送のおそれがあり、それぞれに気泡検出器や一方弁（逆止弁）が取り付けられている。
2. 動脈解離発生時には解離腔拡大を防ぐために、送血流量を低下または停止させ、送血部位変更や低体温への準備導入など、執刀医や麻酔科医との緊密な連携が重要である。
3. 脱血不良の原因には、回路の折れ曲がり、カニューレの先当たり、大量出血、血管外への水分漏出などが考えられる。脱血カニューレが原因である場合は深く挿入しても、さらに血管径が細くなり、改善しないことも多いため、前後の位置調整を行ってもらう。
4. 人工肺内血栓形成時には、ただちに人工肺の交換を行うとともに、貯血槽など他の箇所に血栓が形成されていないか、適切な抗凝固ができているかを確認し、必要であれば抗凝固薬の追加投与を行う。
5. 脱血回路から微小気泡が引けてくる場合は、カニューレの先当たりや血管内容量不足による陰圧発生が予見されるため、脱血カニューレの位置調整や、脱血レギュレータを絞り、脱血圧の調整を行う。

【正解　1】

<文　献>

見目恭一ほか　編：臨床工学講座　生体機能代行装置学　体外循環装置　第2版. 医歯薬出版. 2019. P197～P216

小野哲章ほか　編：臨床工学技士標準テキスト　第3版増補. 金原出版. 2019. P340

◆過去5年間に出題された関連問題

［３１回－午前－問題７３］

腎不全でみられる血液検査の異常で**誤っている**のはどれか。（生体機能代行装置学）

1. 代謝性アルカローシス
2. 高リン血症
3. 低カルシウム血症
4. 高カリウム血症
5. 低ヘモグロビン血症

◆キーワード

腎不全　高リン血症　高カリウム血症

◆解　説

　生体腎臓の機能には、

　　① 水分・電解質調整

　　② 老廃物・代謝産物・薬物の排泄

　　③ 内分泌：レニン、エリスロポエチン、活性型ビタミンＤ

があげられる。

　腎不全になるとこれらがうまく機能せず、血液中の電解質異常や貧血により血液検査データに異常がみられる。腎臓から排出される物質は腎不全により排出されないため、血液中濃度が上昇する。また、腎臓から分泌されるホルモンは、分泌量が減少してはたらきが抑制されることにより血液中濃度は低下する。

1. 通常腎臓から排出される酸（H^+）が体内に蓄積し、代謝性アシドーシスになる。
2. 通常リンはほとんどが腎臓から排出されており、腎不全により体内に蓄積し高リン血症となる。
3. 腎臓で活性化されるビタミンＤは、腸管に作用してカルシウムの吸収を促す。腎不全によりCaの吸収が十分にされなくなり、低カルシウム血症となる。
4. カリウムは血液中で一定濃度に調整されている（4 mEq/L）。腎不全によりカリウムが排泄されず、血液中の濃度が上昇して高カリウム血症となる。
5. エリスロポエチンの分泌低下により貧血となり、赤血球数が低下し血液中ヘモグロビン濃度が低下する。

【正解　1】

＜文　献＞

小野哲章ほか　編：臨床工学技士標準テキスト　第３版増補. 金原出版. 2019. P386

◆過去５年間に出題された関連問題

　　［28回－午前－問題７５］　　［29回－午前－問題７５］　　［30回－午前－問題７４］

　　［32回－午前－問題７４］

[３３回－午後－問題７６] ある血液透析器の水系溶質除去性能を調べるため、透析器血液流入側と流出側のクレアチニン濃度を測定したところ、それぞれ 10.0 および 1.0 mg/dL であった。血流量、透析液流量、濾過流量がそれぞれ 250、500、0 mL/min とすると、この血液透析器のクレアチニンクリアランス［mL/min］はどれか。
(生体機能代行装置学)

1. 180
2. 200
3. 225
4. 250
5. 500

◆キーワード

クレアチニンクリアランス

◆解 説

血液透析器における溶質除去性能の評価には、クリアランス CL[ml/min]が用いられる。

$$CL = \frac{c_{BI} - c_{BO}}{c_{BI}} \times Q_{BI}$$

c_{BI}：透析器血液流入側濃度　c_{BI}：透析器血液流出側濃度　c_{BI}：透析器血液流入側濃度である。
この式に題意の数字を代入すると、

$$CL = \frac{10.0 - 1.0}{10.0} \times 250$$

$$= \frac{9.0}{10.0} \times 250 = 225 \,[\text{ml/min}]$$

となる。

【正解　3】

<文 献>

小野哲章ほか　編：臨床工学技士標準テキスト　第３版増補. 金原出版. 2019. P392

◆過去５年間に出題された関連問題

［２８回－午後－問題７５］　　［３０回－午後－問題７６］　　［３１回－午後－問題７６］

慢性腎臓病に伴う骨・ミネラル代謝異常（CKD-MBD）の治療として正しいのはどれか。（生体機能代行装置学）

1. カルシウム・リン積を上昇させる。
2. 透析時間を短縮する。
3. リン摂取量を増加させる。
4. 活性型ビタミンD製剤を投与する。
5. 副甲状腺ホルモンを投与する。

◆キーワード

骨・ミネラル代謝異常　カルシウム・リン積　活性型ビタミンD

◆解説

　骨・ミネラル代謝異常（CKD-MBD）は、慢性腎臓病におけるカルシウム・リン・副甲状腺ホルモン（PTH）の異常によって引き起こされる病態である。

　ビタミンDの活性化減弱により、腸からのカルシウム吸収が低下し、低カルシウム血症になりやすい。

　また、腎臓の機能低下によりリンの排泄が低下するため、カルシウムとリンの血液中の異常を改善するためにPTHが大量に分泌されてしまう病態が二次性副甲状腺機能亢進症である。PTHは低カルシウム血症を改善するために骨からカルシウムを溶出させるので、高カルシウム血症と高リン血症が進行し、異所性石灰化を起こしやすくなる。

1. カルシウム値、リン値それぞれが高いと、異所性石灰化のリスクが高くなる。その指標として、カルシウム値とリン値の積が用いられる。カルシウム・リン積が70（mg²/dl²）以上で有意に高いリスクが認められ、心筋梗塞等の血管病変を引き起こす。
2. 透析時間の短縮により、高リン血症が改善されにくくなる。
3. リンを摂取すると、血液中リン濃度はさらに上昇してしまう。
4. 透析終了時に活性型ビタミンD製剤を血液回路から投与して、カルシウム値をコントロールする。
5. 副甲状腺ホルモンを投与すると、骨からのカルシウム溶出を促してしまい、骨軟化につながる。

【正解　4】

＜文　献＞

　小野哲章ほか　編：臨床工学技士標準テキスト　第3版増補．金原出版．2019．P648、P663

◆過去5年間に出題された関連問題

　［２９回－午後－問題１４］　　［３１回－午前－問題７８］　　［３２回－午前－問題７８］

　［３２回－午後－問題７８］

[３３回－午後－問題７８]　慢性透析患者の死亡原因で最も多いのはどれか。（生体機能代行装置学）
1. 悪性腫瘍
2. 心不全
3. 感染症
4. 脳血管障害
5. 心筋梗塞

◆キーワード

慢性透析患者　死亡原因　心不全　感染症

◆解　説

慢性透析患者の死亡原因は、我が国の一般的な死亡原因とは異なり、特徴的である。

2018年の我が国の死亡原因は、

　　1位：悪性腫瘍、2位：心疾患、3位：老衰、4位：脳血管障害、5位：肺炎

であるが、2018年の慢性透析患者の死亡原因は、

　　1位：心不全、2位：感染症、3位：悪性腫瘍、4位：脳血管障害、5位：心筋梗塞

である。

1. 悪性腫瘍による死亡は少しずつ増加していたが、2004年に9％台となり以後は横ばいである。
2. 心不全による死亡は、1983年から最も多い死因であり、1995年以降は25%前後で推移している。透析前の塩分・水分過剰による容量負荷や透析中の急激な除水による虚血性不整脈、冠動脈の動脈硬化による。
3. 透析患者にとって、感染症はとても身近で危険な合併症である。1993年以降、感染症による死亡は増加しており、ブラッドアクセス、院内感染による感染が多い。
4. 脳血管障害は、1994年以後漸減傾向である。
5. 心筋梗塞は、虚血性心疾患の一種であり、冠動脈の虚血により心臓のポンプ機能が障害される。

【正解　2】

＜文　献＞

小野哲章ほか　編：臨床工学技士標準テキスト　第3版増補. 金原出版. 2019. P408～P409
中本秀友ほか　編：透析療法最前線. 東京医学社. 2018. P321～P323
日本透析医学会統計調査委員会：わが国の慢性透析療法の現況（2018年12月31日現在）. 透析会誌 52 (12)：679～754, 2019

◆過去5年間に出題された関連問題

該当なし

　　1. 高濃度の透析液の使用
　　2. ダイアライザの膜破損
　　3. 塩素化合物の透析液への混入
　　4. 透析液の温度低下
　　5. 透析回路への空気誤入

◆キーワード

溶血　透析液　透析回路

◆解　説

　溶血は、赤血球の破壊によりヘモグロビンが血球外に漏出する現象である。原因として、溶血性貧血などによって引き起こされる病的意義のある場合と、体外循環や採血操作での陰圧によって赤血球の細胞膜が破壊される病的意義のない場合がある。他にも、塩素系化合物と触れたり、透析液低濃度あるいは高温異常の場合にも溶血は起こる。

1. 高濃度透析液は、基本的に透析液の電解質濃度が高くなると濃度勾配を駆動力として血液側に物質が流入しやすくなり、その結果血液の浸透圧が上昇して血圧上昇などを引き起こす。低濃度透析液では溶血を起こす場合がある。
2. 透析膜が破損すると、透析液側に赤血球が流入し、漏血となる。
3. 塩素化合物は水道水中に存在しており、水道法では遊離残留塩素の濃度設定（0.1mg/L）がされている。透析液用水としての清浄化不足や配管内の塩素系残留薬液によって透析液中から除去されずに血液と触れる可能性があり、溶血が起こる。
4. 透析液温度は、透析膜を介して血液温度に影響を及ぼす。透析液温度が低いと血液温度も低下させて冷感・悪寒を起こす。透析液温度が高いと溶血を起こす場合がある。
5. 血液透析用血液回路に空気が誤入すると、回路内血液凝固が起こりやすい。

【正解　3】

＜文　献＞

　小野哲章ほか　編：臨床工学技士標準テキスト　第３版増補．金原出版．2019．P402〜P407

◆過去５年間に出題された関連問題

　該当なし

　　1. 力
　　2. 変　位
　　3. 加速度
　　4. 運動量
　　5. 質　量

◆キーワード

スカラー量　ベクトル量

◆解　説

　「量」とは「基本量・物理量」であり、SI 単位系ではそれぞれ「基本単位（7 個）・組立単位（22 個）」となる。「量」は"大きさのみ"をもつスカラー量と"大きさと向き（方向性）"をもつベクトル量の 2 種類に分類される。同じ単位（例えば、[m/s]）でも名称が異なるとスカラー量（例えば、速さ）になったり、ベクトル量（例えば、速度）になる。

　「力」に関する量は向きが重要なベクトル量、「エネルギー・仕事・熱量」（すべて同じ単位 [J]）に関する量は向きを考慮しないスカラー量である。固体内の応力は方向性があるためテンソル量（ベクトル量の高次量）だが、液体・気体内の圧力（応力と同じ単位 [Pa]）は各点ではすべての向きに等しい圧力がかかるため、方向性のないスカラー量として扱う。

1. 「力 F」は大きさと向きをもつベクトル量。「力 F」はスカラー量：「質量 m」とベクトル量：「加速度 a」の積（F=ma）で表される。スカラー量とベクトル量の積は、長さが定数（スカラー）倍された矢印（ベクトル）なので、大きさが変化した向きの変わらないベクトル量となる。
2. 「変位」は大きさと向きをもつベクトル量。「変位」がベクトル量なので、その時間微分（時間変化）の「速度」や、「速度」の時間微分の「加速度」もベクトル量。「長さ」や「時間」はスカラー量である。
3. 「加速度」は大きさと向きをもつベクトル量である。
4. 「運動量 p」は大きさと向きをもつベクトル量。「運動量 p」はスカラー量：「質量 m」とベクトル量：「速度 v」の積（p=mv）で表される。「運動量 p」の時間微分が「力 F」である。
5. 「質量」は向きによって大きさが変わらないのでスカラー量である。

【正解　5】

<文　献>

嶋津秀昭ほか　編：臨床工学講座　医用機械工学　第 2 版. 医歯薬出版. 2020. P12～P13

◆過去 5 年間に出題された関連問題

　該当なし

［３３回－午後－問題８１］　ある材料を圧縮したとき、体積変化がなかった。この材料のポアソン比はどれか。

（医用機械工学）

1. 0.1

2. 0.3

3. 0.5

4. 0.7

5. 1.0

◆キーワード

ポアソン比　縦ひずみ　横ひずみ

◆解　説

　物体の変形と力の関係は、変形の割合であるひずみ ε と単位面積あたりの力である応力 σ [Pa]を用いて表される。ひずみと応力の関係を結ぶ物体の硬さは、細長い材料においては縦弾性係数やヤング率 E [Pa]を用いて $\sigma = E\varepsilon$ と表される。ひずみは割合であるため単位のない無次元量である。

　ポアソン比 ν は、応力負荷方向に沿ったひずみを縦ひずみ ε_L、応力負荷方向に垂直なひずみを横ひずみ ε_D とすると、例えば、圧縮では縦ひずみ ε_L は縮むが、横ひずみ ε_D は伸びるため符号が異なることから絶対値を用い、

$$\nu = \left| \frac{\varepsilon_D}{\varepsilon_L} \right|$$

と表される。ここで材料を圧縮したとき、体積変化がない場合のポアソン比は 0.5 であり、生体軟組織やゴムはこの値に近い非圧縮性材料と呼ばれる。非圧縮性材料のポアソン比が 0.5 になる理由を以下に示す。

　非圧縮性材料のポアソン比が 0.5 になる理由：ここで円筒状の材料を考えるとその体積 V は円筒の長さを L、円の直径を D とすると、円の面積×円筒の長さより、

$$V = \pi \left(\frac{D}{2} \right)^2 L = \frac{\pi}{4} D^2 L$$

　圧縮による円筒長軸方向の長さ変化 L' は縦ひずみ ε_L を用いて：$L' = L - \Delta L = L(1 - \varepsilon_L)$、円筒短軸方向である円の直径の変化 D' は横ひずみ ε_D を用いて：$D' = D + \Delta D = D(1 + \varepsilon_D)$ であることから、圧縮後の体積 V' は、

$$V' = \pi \left(\frac{D'}{2} \right)^2 L' = \frac{\pi}{4} D^2 L (1 + \varepsilon_D)^2 (1 - \varepsilon_L)$$

体積が圧縮前後で変わらない条件は、$V = V'$ であることから、$(1 + \varepsilon_D)^2 (1 - \varepsilon_L) = 1$ のときである。

　これを解くと、$1 + 2\varepsilon_D + \varepsilon_D^2 - (\varepsilon_L + 2\varepsilon_D\varepsilon_L + \varepsilon_D^2\varepsilon_L) = 1$ であり、ひずみは微少であることから、ひずみの二乗や縦横ひずみどうしの掛け算はさらに小さくなり、$\varepsilon_D^2 \approx 0$、$\varepsilon_D\varepsilon_L \approx 0$ とみなせる。このことから体積が圧縮前後で変わらない条件は、$2\varepsilon_D = \varepsilon_L$ と簡略化でき、非圧縮性材料のポアソン比として 0.5 を導くことができる。

【正解　3】

＜文　献＞

嶋津秀昭ほか　編：臨床工学講座　医用機械工学　第２版. 医歯薬出版. 2020. P37～P51

◆過去５年間に出題された関連問題

［３０回－午前－問題８１］　　［３２回－午前－問題８１］

[33回－午後－問題82]　半径 R、長さ L の円管内を粘性率 μ の液体が流量 Q で流れている。
流れが定常な層流のとき、管の上流と下流の圧力差はどれか。（医用機械工学）

1. $\dfrac{\pi R^2 Q}{8\mu L}$

2. $\dfrac{\pi R^3 Q}{8\mu L}$

3. $\dfrac{8\mu L Q}{\pi R^4}$

4. $\dfrac{128\mu L Q}{\pi R^3}$

5. $\dfrac{128\mu L Q}{\pi R^4}$

◆キーワード

ハーゲン・ポアズイユの法則　粘性流体

◆解　説

　層流の粘性流体ではハーゲン・ポアズイユの法則を適用し、非粘性流体ではベルヌーイの定理（エネルギー保存の法則）を適用する。ここでは粘性流体を取り扱っているので、ハーゲン・ポアズイユの法則より、半径 R、長さ L の円管内を粘性率 μ、圧力差 ΔP で流れる液体の流量 Q は、

$$Q = \frac{\pi R^4}{8\mu L}\Delta P$$

と表される。これを圧力差 ΔP の式として書き直すと、

$$\Delta P = \frac{8\mu L}{\pi R^4}Q$$

となる。

【正解　3】

<文　献>

嶋津秀昭ほか　編：臨床工学講座　医用機械工学　第2版. 医歯薬出版. 2020. P89～P101

◆過去5年間に出題された関連問題

　［28回－午後－問題81］　　［29回－午後－問題82］

[３３回－午後－問題８３]　正しいのはどれか。（医用機械工学）

　　a.　血管壁中のエラスチンの割合は脈波伝搬速度と正の相関を示す。

　　b.　細い血管では血球が血管壁部に集まる。

　　c.　動脈血圧のピーク値は体の部位によって異なる。

　　d.　ヘマトクリット値が上昇すると血液の粘性が増加する。

　　e.　血管内径が小さくなると血管抵抗は上昇する。

　　1.　a、b、c　　　2.　a、b、e　　　3.　a、d、e　　　4.　b、c、d　　　5.　c、d、e

◆キーワード

脈波伝搬速度　集軸効果　ピーキング現象　血液粘度　血管抵抗

◆解　説

a.　血管の硬さを簡便に評価する方法として、血管内の圧力波の伝搬速度（脈波伝搬速度：PWV）は、血管壁のヤング率 E、血管壁の厚さ h、血管壁の内径 D、血液の密度 ρ とすると、

$$PWV = \sqrt{\frac{Eh}{\rho D}}$$

で表される。一般的に加齢とともに血管壁の弾性線維と呼ばれるエラスチンの減少（およびコラーゲン線維の増加）、PWV の上昇がみられる。エラスチンの減少が PWV の上昇に関係することから負の相関を示すことになる。エラスチンの減少は PWV においてヤング率 E の増加だけではなく h/D の増加にも関係する。

b.　細い血管では、血球が血管の中心軸上に集まる集軸効果（シグマ効果）が発生し血液が流れやすくなる。このとき見かけ上の血液の粘性は減少する。

c.　動脈血圧波形は、ピーキング現象・スティーピング現象と呼ばれる末梢側に行くほど収縮期圧波形が高く・狭くなる現象が認められることから、体の部位によってピーク値は異なる。

d.　ヘマトクリット値が上昇すると血液に占める赤血球成分の割合が増加することから、赤血球どうしの接触や赤血球の血管壁への接触なども増加することで血液の粘性が増加する。一般的に血液粘度は、(1)赤血球量（ヘマトクリット）、(2)血漿粘度、(3)赤血球の集合形成、(4)赤血球の変形能で変化する。

e.　血管内径 D が小さくなると血流量 Q も少なくなることから、流れ難さ（流れやすさの逆数）の指標である血管抵抗は上昇する。ハーゲン・ポアズイユの法則より血管抵抗に相当する圧力差 ΔP と血流量 Q の比である $\Delta P/Q$ より確認することもできる。

【正解　5】

<文　献>

小野哲章ほか　編：臨床工学技士標準テキスト　第３版増補．金原出版．2019．P267、P292

嶋津秀昭ほか　編：臨床工学講座　医用機械工学　第２版．医歯薬出版．2020．P122～P124

◆過去５年間に出題された関連問題

　　[２９回－午前－問題８３]　　　[３０回－午前－問題８３]　　　[３１回－午前－問題８４]

　　[３２回－午前－問題８３]

［３３回－午後－問題８４］　図は一定周波数の音波の波形を表している。縦軸として妥当なのはどれか。(医用機械工学)

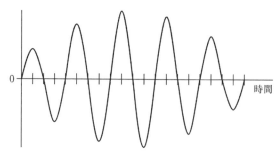

1. 音　圧
2. 周　期
3. 音　速
4. 音　色
5. エネルギー

◆キーワード

音の三要素

◆解　説

　音の三要素は、①音の高低、②音の大きさ、③音色の３つの要素である。物理的な観点から表現すると、①音波の周波数、②音波の振幅、③音波の（複雑な）波形に対応する。

1. 「音圧」は音による圧力の大気圧からの変動分として、「②音の大きさ」すなわち「②音波の振幅」に関連した値であり、最も妥当な縦軸と判断される。
2. 「周期T[s]」は「①音の高低」すなわち「①音波の周波数f[Hz]」に関する物理量であり、f=1/T の関係にある。周期（周波数）に負の値は存在しないので縦軸として当てはまらない。また、与えられた条件として一定周期（一定周波数の逆数）を示すには、縦軸の値として時間経過に伴う変化はなく一定値を取り続けることからも当てはまらない。
3. 「音速」は通常、温度などの変化がなければ一定で変化しないとすることから縦軸としては当てはまらない。
4. 「③音色（ねいろ、おんしょく）」は音質とも呼ばれ、基本音および倍音を含んだ「③音波の複雑な波形」のことである。流体の流れ方や器官の材質や形状の違いで発生する基本音の整数倍の周波数成分のことである（必ずしも整数倍である必要はない）。もし基本音および倍音などを含んだ複雑な波形であれば妥当な縦軸となるが、与えられた条件として一定周波数であることから当てはまらない。
5. 音波の「エネルギー」は、一定周波数の条件では振幅の二乗に比例する正の値であることから縦軸として当てはまらない（負の値は存在しない）。

【正解　1】

<文　献>
嶋津秀昭ほか　編：臨床工学講座　医用機械工学　第２版. 医歯薬出版. 2020. P128～P129

◆過去５年間に出題された関連問題
　［２８回－午前－問題８３］　　［３０回－午前－問題８４］

［３３回－午後－問題８５］　値が小さくなると脈波の伝搬速度が増加するのはどれか。(医用機械工学)

1. 心拍数
2. 平均動脈圧
3. 血管の内径
4. 血管壁の厚さ
5. 血管のヤング率（周方向）

◆キーワード

脈波伝搬速度

◆解　説

　血管の硬さを簡便に評価する方法として、血管内の圧力波の伝搬速度（脈波伝搬速度：PWV）がある。血管壁のヤング率 E、血管壁の厚さ h、血管壁の内径 D、血液の密度 ρ とすると、

$$PWV = \sqrt{\frac{Eh}{\rho D}}$$

で表される。

1. 「心拍数」は、PWV の式に直接含まれないが、一般的に心拍数が増加すると血圧が高くなり、血圧が高くなると血管壁が硬くなる傾向にある（血管壁のヤング率 E の上昇）。ここでは、値が小さくなる場合、すなわち心拍数が減少する場合はヤング率 E が減少することから PWV は減少する。
2. 「平均動脈圧」は、PWV の式に直接含まれないが、一般的に血圧が高くなると血管壁が硬くなる傾向にある（血管壁のヤング率 E の上昇）。
3. 「血管の内径 D」は、PWV に含まれており、値が小さくなると PWV は増加する関係にある。
4. 「血管壁の厚さ h」は、PWV に含まれており，値が小さくなると PWV も減少する関係にある。
5. 「血管のヤング率 E」は，PWV に含まれており，値が小さくなると PWV も減少する関係にある。

【正解　3】

＜文　献＞

　小野哲章ほか　編：臨床工学技士標準テキスト　第３版増補. 金原出版. 2019. P292

　嶋津秀昭ほか　編：臨床工学講座　医用機械工学　第２版. 医歯薬出版. 2020. P122～P124

◆過去５年間に出題された関連問題

　［２９回－午前－問題８３］　　［３０回－午前－問題８３］

正しいのはどれか。（生体物性材料工学）

1. 陽子線は電磁放射線である。
2. γ線はマイナスの電荷をもつ。
3. *a*線はX線より組織到達深度が大きい。
4. 心筋は生殖腺より放射線感受性が高い。
5. 中性子線は陽子線より組織透過力が大きい。

◆キーワード

電磁放射線　粒子放射線　放射線感受性

◆解　説

　放射線は、その特性から電磁放射線と粒子放射線に分類され、粒子放射線はさらに電荷の有無により荷電粒子線と非荷電粒子線に分けられる。また、電離能力から非電離放射線と電離放射線に分類され、電離放射線は直接電離放射線（荷電粒子線）と間接電離放射線（非荷電粒子線）に分けられる。放射線の組織到達深度は放射線粒子の大きさや質量、電荷の有無などの影響を受ける。発がんなど放射線による影響の受けやすさは組織や臓器によって異なり、生体組織の放射線感受性は組織加重係数で表される。

1. 陽子線の実体粒子は正の電荷をもつ陽子（水素の原子核）であり、粒子放射線のうち荷電粒子線に分類される。電磁放射線は電磁波のことで、その実体粒子は光子（フォトン）である。
2. γ線は電磁放射線であり、電荷をもたない。
3. *a*粒子はヘリウムの原子核であり、正の電荷をもつうえに粒子が大きく重いため、組織内で強くブレーキがかかって停止し到達深度は小さい。一方、X線の実体粒子である光子は質量がゼロで組織透過性が高いため、X線はCTなど生体内部の透視に利用されている。
4. 組織加重係数の値が大きい組織ほど放射線の影響を受けやすい。国際放射線防護委員会の2007年勧告では、組織加重係数の値は生殖腺が0.08、心臓を含む14組織・臓器の合計が0.12となっており、放射線感受性は生殖腺のほうが高い。
5. 中性子と陽子の質量はほぼ等しく質量の影響はないが、陽子は正の電荷をもち組織内の電子との相互作用によりエネルギーを失い減速するのに対して、中性子は電荷をもたないため組織透過力が大きい。

【正解　5】

＜文　献＞

中島章夫ほか　編：臨床工学講座　生体物性・医用材料工学. 医歯薬出版. 2010. P71～P83

◆過去５年間に出題された関連問題

［２８回－午前－問題８６］　　［２９回－午前－問題８６］　　［３１回－午前－問題８６］
［３２回－午前－問題８６］

［３３回－午後－問題８７］ 同じ大きさの熱エネルギーが加えられたとき、温度上昇が最も大きくなるのはどれか。（生体物性材料工学）

1. 脂　肪
2. 肝　臓
3. 腎　臓
4. 骨格筋
5. 血　液

◆キーワード

生体の熱特性　比熱

◆解　説

　同じ大きさの熱エネルギーが加えられたとき、比熱（1 kgの物質の温度を1 Kだけ上昇させるのに必要な熱量）が小さい物質ほど、温度の上昇が大きくなる。水は比熱が大きいため（4.2 kJ/kg·K）、一般に、生体組織の比熱は含水率が高いほど大きくなる。したがって、同じ大きさの熱エネルギーが加えられたとき、含水率が高く比熱が大きい組織ほど温度上昇が小さく、含水率が低く比熱が小さい組織ほど温度上昇が大きくなる。

　生体組織の比熱（おおよその値 [kJ/kg·K]）は以下の通りである。

　　脂肪・骨：1.0
　　筋組織　 ：3.6
　　水　　　 ：4.2

1. 脂肪は含水率が低く（10%〜20%程度）、選択肢の中では比熱が最も小さい。
2. 3. 肝臓と腎臓は内部に血液や水分を多く含むため比熱が大きい。
4. 骨格筋は75%〜80%程度の水を含み、比熱が大きい。
5. 血液は最も含水率が高く比熱が大きい。

【正解　1】

＜文　献＞

中島章夫ほか　編：臨床工学講座　生体物性・医用材料工学. 医歯薬出版. 2010. P57〜P70

◆過去5年間に出題された関連問題

　　［28回－午前－問題87］　　［31回－午前－問題87］　　［32回－午前－問題84］
　　［32回－午後－問題86］

［３３回－午後－問題８８］　生体に接触する医用材料の生物学的安全性試験で必ず実施されるのはどれか。（生体物性材料工学）

1. 血液適合性試験
2. 埋植試験
3. 亜急性毒性試験
4. 皮内反応試験
5. 感作性試験

◆キーワード

安全性試験　生物学的安全性評価

◆解　説

　生体に接触する医用材料、医療機器の安全性試験として、物性試験（機械的安全性試験）、化学的試験（溶出物試験）、および生物学的安全性試験が課されており、滅菌が必要な医療機器に対してはこれらに加えて無菌性の保証が必要である。生物学的安全性評価は日本産業規格（JIS、2019 年 7 月に日本工業規格から改称）の JIS T 0993-1「医療機器の生物学的評価―第 1 部」に準拠して行われるが、2020 年 1 月に改正されて、医療機器によっては必要な評価項目の追加・改訂がなされている（JIS T 0993-1: 2020）。従来は、接触部位および接触期間にかかわらず、すべての医療機器に必須な試験は「細胞毒性試験」と「感作性試験」の 2 つであったが、今回の改訂により「刺激性または皮内反応試験」も必須となった。なお、2022 年末までに行われる製造販売承認申請等は従来の評価項目で可能とされており、この移行期間中は、この種の問題には注意が必要である。

1. 血液適合性試験は、血液と接触する医療機器・材料による血液への影響を評価する試験で、血液と接触して使われる医用材料に対してのみ必須な試験である。
2. 埋植試験は、体内に埋植あるいは留置した医療機器または材料が生体組織に及ぼす局所的な病理学的影響を評価する試験であり、従来は表面接触機器に対しては必要なかったが、今回の改訂により粘膜および損傷表面に接触する医療機器・材料についても評価項目として追加されている。
3. 亜急性毒性試験は、生体との接触期間が短・中期的（24 時間〜30 日）である医療機器・材料に対して行われる全身毒性試験である。
4. 皮内反応試験は、医療機器・材料の抽出物に対する生体組織の局所的な反応を評価する試験であり、上述の通り、今回の改訂によってすべての医療機器・材料について必須となった。
5. 感作性試験は、遅延型アレルギーを調べるものであり、接触部位や期間によらずすべての医療機器・材料に対して必須である。

【正解　４又は５】

＜文　献＞

中島章夫ほか　編：臨床工学講座　生体物性・医用材料工学. 医歯薬出版. 2010. P206〜P212

　JIS T 0993-1: 2020「医療機器の生物学的評価―第 1 部：リスクマネジメントプロセスにおける評価及び試験」. 2020

◆過去５年間に出題された関連問題

［２８回－午前－問題８８］　［３０回－午前－問題８９］　［３１回－午後－問題８８］　［３２回－午後－問題８８］

　　a. 石灰化 ─────────── リン酸カルシウムの沈着
　　b. 血栓形成 ─────────── トロンビンの活性阻害
　　c. アナフィラキシー ─────── T細胞の活性化
　　d. 血液凝固 ─────────── コラーゲンの分解
　　e. 炎　症 ─────────── マクロファージの浸潤

　　1. a、b　　　2. a、e　　　3. b、c　　　4. c、d　　　5. d、e

◆キーワード

　生体反応　相互作用

◆解　説

　医用材料も生体にとっては異物であるため、医用材料が生体と接触すると多かれ少なかれ生体反応が生じる。生体反応は、どのような時間経過で生じるかにより急性反応と慢性反応に、反応が認められる部位により局所反応と全身反応に分類される。このような分類も重要であるが、生体反応が生じる原因や機序をしっかりと理解しておくことが大切である。

a. 石灰化は慢性局所反応の一つで、材料が付着している組織内、あるいは材料の表面や内部にリン酸カルシウムが沈着する現象である。石灰化によって組織や材料が硬くなるため、生体軟組織や軟組織埋植材料などで起こるとさまざまな問題を生じる。

b. 血栓形成は急性局所反応の一つである。トロンビンがフィブリノーゲンを不溶性のフィブリンに変化させ、フィブリンの網目が赤血球や血小板を取り込んでフィブリン血栓（赤色血栓）を形成する。ヘパリンはアンチトロンビンと結合してそのトロンビン阻害活性を飛躍的に高めることにより抗凝固活性を発揮する。

c. アナフィラキシーはアレルゲンとIgE抗体との結合による急性アレルギー反応（I型アレルギー）の一つである。肥満細胞（マスト細胞）や好塩基球の細胞膜上のIgEにアレルゲンが結合するとヒスタミン等が放出され、血圧低下などが急激に起こるとショック症状が引き起こされる（アナフィラキシーショック）。活性化T細胞が関与するのはIV型アレルギーである。

d. 血液凝固反応は急性局所反応の一つである。血管が損傷を受けて内皮下組織や血管壁内のコラーゲンが血液に曝されると、血小板が接着、活性化、凝集を起こして血小板血栓（白色血栓）を形成し、損傷部位を塞ぐ。

e. 炎症反応には急性局所反応の一つである初期炎症反応と、それに引き続いて起こる慢性局所反応の一つである組織修復反応（後期炎症反応）が含まれる。生体組織が損傷を受けた際に起こす免疫反応で、初期には発赤、熱感、腫脹、疼痛（炎症の四徴候）を伴う。炎症細胞には初期に働く好中球、慢性期に働くマクロファージやリンパ球などがある。

【正解　2】

<文　献>

中島章夫ほか　編：臨床工学講座　生体物性・医用材料工学. 医歯薬出版. 2010. P175〜P196

◆過去5年間に出題された関連問題
　　[28回−午後−問題88]　　　[29回−午後−問題90]　　　[30回−午後−問題88]
　　[31回−午前−問題90]　　　[32回−午前−問題89]　　　[32回−午後−問題89]

［３３回－午後－問題９０］　ポリエチレンで**誤っている**のはどれか。（生体物性材料工学）

1. カテーテルに使われる。
2. ポリオレフィンである。
3. ビニル化合物である。
4. ゴム弾性をもつ。
5. 合成高分子である。

◆キーワード

合成高分子材料　ポリエチレン

◆解　説

　ポリエチレンは、炭素間の二重結合をもつエチレン（$CH_2=CH_2$）の付加重合（二重結合の開裂による結合反応）によって合成される高分子材料であり、高圧法では低密度で軟らかいものが、低圧法では高密度で硬く機械的強度に優れたものが得られる。人工関節のソケット、人工食道、血漿分離膜、カテーテルなどに利用されている。

1. カテーテルの代表的な素材には、シリコーン、ポリウレタン、ポリ塩化ビニル、ポリエチレン、ポリテトラフルオロエチレンなどがある。
2. 一般式 C_nH_{2n} で表されるエチレン、プロピレンなど二重結合を 1 個もつ不飽和炭化水素はオレフィンまたはアルケンと呼ばれる。これらのモノマー（単量体）が重合したポリマー（重合体）がポリオレフィンである。
3. ビニル化合物（一般式：$CH_2=CHR$）はビニル基（$CH_2=CH-$）をもつ化合物の総称で、エチレンは代表的なものの一つである。しかし、ポリエチレンは重合により二重結合がなくなっており、すなわちビニル基をもたないためビニル化合物ではなく、ビニルポリマーの一種である。なお、ビニル化合物の一般式における R が変化することにより、さまざまな重要な物質となる。

    R=

    　　H：エチレン　　　　　　Cl：塩化ビニル　　　　　　CH_3：プロピレン

    　　OH：ビニルアルコール　　CN：アクリロニトリル　　　C_6H_5：スチレン
4. ポリエチレンは分子鎖間に架橋構造をもたないためゴム弾性を示さない。ゴム弾性をもつ代表的な医用合成高分子材料は、ポリジメチルシロキサン（シリコーン）とポリウレタンである。
5. ポリエチレンはエチレンの付加重合により合成される合成高分子である。

【正解　３又は４】

<文　献>

中島章夫ほか　編：臨床工学講座　生体物性・医用材料工学．医歯薬出版．2010．P156～P160

◆過去５年間に出題された関連問題

［２８回－午前－問題８９］　　［２８回－午前－問題９０］　　［２９回－午前－問題９０］

第 33 回臨床工学技士国家試験

問　題

（午前・午後）

第33回臨床工学技士国家試験問題　午前

[33回－午前－問題1] 医療事故防止のために義務付けられて**いない**のはどれか。（医学概論）
1. 院内感染防止対策
2. 医療機器の安全確保
3. 救急医療体制の整備
4. 医薬品の安全管理体制
5. 医療安全管理体制の整備

[33回－午前－問題2] 高度管理医療機器に該当**しない**のはどれか。（医学概論）
1. ペースメーカ
2. 冠動脈ステント
3. 血液ガス分析装置
4. 粒子線治療装置
5. 中心静脈カテーテル

[33回－午前－問題3] 酵素について**誤っている**のはどれか。（医学概論）
1. 基本構造はタンパク質である。
2. 一つの酵素は一つの基質に作用する。
3. 一つの酵素の活性を最大化する pH がある。
4. 生体内化学反応を無理なく進行させる働きをもつ。
5. 温度が高いほど酵素の活性は高くなる。

[33回－午前－問題4] 薬について**誤っている**組合せはどれか。（医学概論）
1. ドブタミン ——————— 強心薬
2. ニフェジピン ——————— 降圧薬
3. ミダゾラム ——————— オピオイド鎮痛薬
4. アトロピン ——————— 抗コリン薬
5. デキサメタゾン ——————— 副腎皮質ホルモン

[33回－午前－問題5] 薬物血中濃度モニタリングの必要性が**低い**のはどれか。（医学概論）
1. 薬物の有効血中濃度の範囲が狭い。
2. 薬物の体内動態における個人差が大きい。
3. 薬物血中濃度の治療域と中毒域が大きく離れている。
4. 薬効と副作用が薬物の血中濃度と強く相関する。
5. 腎障害のある患者に薬物を投与する。

[33回－午前－問題6]　再生能力が高いのはどれか。（医学概論）

a. 心筋細胞
b. 中枢神経細胞
c. 皮膚表皮細胞
d. 骨髄造血細胞
e. 消化管上皮細胞

1. a、b、c　　2. a、b、e　　3. a、d、e　　4. b、c、d　　5. c、d、e

[33回－午前－問題7]　自発呼吸の吸気時に生じ**ない**現象はどれか。（医学概論）

1. 外肋間筋の収縮
2. 肺胞の拡張
3. 横隔膜の降下
4. 胸腔内圧の低下
5. 静脈還流量の減少

[33回－午前－問題8]　正しいのはどれか。（医学概論）

a. 肺動脈弁は二尖である。
b. 三尖弁は房室弁である。
c. 大動脈弁は左心室の出口にある。
d. 僧帽弁は腱索で乳頭筋につながる。
e. 冠状静脈洞は右心室に開口する。

1. a、b、c　　2. a、b、e　　3. a、d、e　　4. b、c、d　　5. c、d、e

[33回－午前－問題9]　消化管の順序として**誤っている**のはどれか。（医学概論）

1. 咽頭は食道に連続する。
2. 噴門は十二指腸に連続する。
3. 上行結腸は横行結腸に連続する。
4. 下行結腸はS状結腸に連続する。
5. 直腸は肛門管に連続する。

[33回－午前－問題10]　創傷治癒について、二次治癒と比較した一次治癒の特徴はどれか。（臨床医学総論）

1. 組織修復は速やかである。
2. 開放創のままで治癒する。
3. 瘢痕組織を形成する。
4. 肉芽組織が多い。
5. 汚染の激しい感染創でみられる。

[３３回－午前－問題１１]　慢性閉塞性肺疾患（COPD）の画像所見で正しいのはどれか。（臨床医学総論）

a. 肺の過膨脹所見
b. 横隔膜の平低化
c. 心陰影の拡大
d. 胸骨後腔の縮小
e. 肺血管陰影の増強

　　1. a、b　　　2. a、e　　　3. b、c　　　4. c、d　　　5. d、e

[３３回－午前－問題１２]　肺結核について正しいのはどれか。（臨床医学総論）

a. 肺の下部に好発する。
b. 罹患率は近年減少に転じた。
c. 核酸増幅法（PCR を含む）による診断が有用である。
d. ストレプトマイシンの副作用には聴力障害がある。
e. 内服治療期間は１ヶ月である。

　　1. a、b　　　2. a、e　　　3. b、c　　　4. c、d　　　5. d、e

[３３回－午前－問題１３]　急性肺動脈血栓塞栓症について**誤っている**のはどれか。（臨床医学総論）

1. 長期臥床が誘因となる。
2. 表在静脈腔内の血栓が剥離して発症する。
3. D－ダイマーの測定が診断に有用である。
4. 胸部造影 CT 撮影が診断に有用である。
5. 治療には抗凝固療法を行う。

[３３回－午前－問題１４]　カテーテルアブレーションの適応となるのはどれか。（臨床医学総論）

a. 心房細動
b. 心室頻拍
c. WPW 症候群
d. QT 延長症候群
e. Adams-Stokes 発作

　　1. a、b、c　　　2. a、b、e　　　3. a、d、e　　　4. b、c、d　　　5. c、d、e

[３３回－午前－問題１５]　心筋梗塞の急性期合併症はどれか。（臨床医学総論）

a. 完全房室ブロック
b. 心室中隔穿孔
c. 弁輪部膿瘍
d. 冠動脈瘻
e. 心室細動

　　1. a、b、c　　　2. a、b、e　　　3. a、d、e　　　4. b、c、d　　　5. c、d、e

[３３回－午前－問題１６] 副腎皮質ホルモンはどれか。(臨床医学総論)
　a. アルドステロン
　b. コルチゾール
　c. カテコラミン
　d. グルカゴン
　e. 成長ホルモン

　　1. a、b　　2. a、e　　3. b、c　　4. c、d　　5. d、e

[３３回－午前－問題１７] 真菌感染症はどれか。(臨床医学総論)
　a. マイコプラズマ肺炎
　b. トラコーマ
　c. 口腔カンジダ症
　d. クリプトコッカス脳脊髄炎
　e. 肺アスペルギルス症

　　1. a、b、c　　2. a、b、e　　3. a、d、e　　4. b、c、d　　5. c、d、e

[３３回－午前－問題１８] 腎盂腎炎の起因菌として最も多いのはどれか。(臨床医学総論)
　　1. 大腸菌
　　2. 溶血性連鎖球菌
　　3. 淋　菌
　　4. クラミジア
　　5. 黄色ブドウ球菌

[３３回－午前－問題１９] 正しい組合せはどれか。(臨床医学総論)
　a. 虫垂炎 ――――――― McBurney 圧痛点
　b. 食道癌 ――――――― ヒトパピローマウイルス
　c. クローン病 ――――― ヘリコバクターピロリ
　d. 逆流性食道炎 ―――― 経口血糖降下薬
　e. 慢性膵炎 ――――――　膵臓の石灰化

　　1. a、b　　2. a、e　　3. b、c　　4. c、d　　5. d、e

[３３回－午前－問題２０] 麻酔器呼吸回路の脱離を最も早く検知するのはどれか。(臨床医学総論)
　　1. カプノメータ
　　2. 食道温モニタ
　　3. 心電図モニタ
　　4. 観血式動脈圧モニタ
　　5. パルスオキシメータ

［３３回－午前－問題２１］　SOFA スコアの算出に使用されるのはどれか。（臨床医学総論）

a. 血小板数
b. 脈拍数
c. 白血球数
d. 血清ビリルビン値
e. 血清クレアチニン値

1. a、b、c　　2. a、b、e　　3. a、d、e　　4. b、c、d　　5. c、d、e

［３３回－午前－問題２２］　脳死判定基準に含まれるのはどれか。（臨床医学総論）

a. 瞳孔縮小
b. 脳波徐波化
c. 深昏睡
d. 脳幹反射消失
e. 自発呼吸消失

1. a、b、c　　2. a、b、e　　3. a、d、e　　4. b、c、d　　5. c、d、e

［３３回－午前－問題２３］　微生物の感染経路で正しい組合せはどれか。（臨床医学総論）

a. 結核菌 ――――――――― 空気感染
b. 緑膿菌 ――――――――― 接触感染
c. 梅毒トレポネーマ ――― 飛沫感染
d. リケッチア ―――――― 空気感染
e. C型肝炎ウイルス ――― 血液媒介感染

1. a、b、c　　2. a、b、e　　3. a、d、e　　4. b、c、d　　5. c、d、e

［３３回－午前－問題２４］　スパイロメータで測定できる肺気量はどれか。（臨床医学総論）

a. 残気量
b. 肺活量
c. 1回換気量
d. 全肺気量
e. 機能的残気量

1. a、b　　2. a、e　　3. b、c　　4. c、d　　5. d、e

［３３回－午前－問題２５］　Ⅰ型アレルギー（即時型アレルギー）に分類される疾患はどれか。（臨床医学総論）

1. バセドウ病
2. 気管支喘息
3. 接触性皮膚炎
4. 自己免疫性溶血性貧血
5. 全身性エリテマトーデス

[３３回－午前－問題２６] 商用交流雑音の対策として**誤っている**のはどれか。（生体計測装置学）

1. 測定器の電源回路にラインフィルタを挿入する。
2. 測定器の接地端子と接地極を接地線で接続する。
3. ベッドと接地極を接地線で接続する。
4. 信号線はシールドを施したものを用いる。
5. 患者とベッド間のシールドマットを接地極に接続する。

[３３回－午前－問題２７] 標準 12 誘導心電図について正しいのはどれか。（生体計測装置学）

1. 第Ⅱ誘導は右足と右手間の電位差を記録する誘導である。
2. aVR 誘導は Wilson の結合電極を基準とした誘導である。
3. V1～V6 の誘導は双極誘導である。
4. 標準肢誘導の間にはⅢ＝Ⅰ＋Ⅱの関係がある。
5. 単極肢誘導の間には aVR＋aVL＋aVF＝0 の関係がある。

[３３回－午前－問題２８] トランジットタイム型超音波血流計の特徴で正しいのはどれか。（生体計測装置学）

a. 伝搬時間を利用する。
b. 複数チャネルの同時計測が可能である。
c. ゼロ点補正が必要である。
d. 体表面からの測定が可能である。
e. 一つの超音波振動子で計測できる。

1. a、b　　2. a、e　　3. b、c　　4. c、d　　5. d、e

[３３回－午前－問題２９] 差圧式呼吸流量計に用いられているのはどれか。（生体計測装置学）

a. タービン型
b. ベネディクト・ロス型
c. フライシュ型
d. リリー型
e. ローリングシール型

1. a、b　　2. a、e　　3. b、c　　4. c、d　　5. d、e

[３３回－午前－問題３０] 血液ガス測定における pH 電極に用いられる測定法はどれか。（生体計測装置学）

1. ポテンショメトリック法
2. アンペロメトリック法
3. ボルタンメトリック法
4. インピーダンス法
5. ポーラログラフィ法

[33回－午前－問題31] 耳式赤外線体温計について正しいのはどれか。(生体計測装置学)

a. 鼓膜から放射される赤外線を検出している。
b. 核心温に近い体温が計測できる。
c. 量子型赤外線検出器が用いられている。
d. 体温の連続測定に適している。
e. 外耳道に炎症があると測定値に影響を与える。

1. a、b、c 2. a、b、e 3. a、d、e 4. b、c、d 5. c、d、e

[33回－午前－問題32] X 線CTについて**誤っている**のはどれか。(生体計測装置学)

a. 空間分解能は超音波診断装置より高い。
b. 臓器の X 線に対する吸収係数を画像化している。
c. 血管や胃などの管腔臓器の撮影が可能である。
d. 深部臓器よりも表在性の臓器の撮影に適している。
e. X 線を単一方向から照射している。

1. a、b 2. a、e 3. b、c 4. c、d 5. d、e

[33回－午前－問題33] 内視鏡システムについて正しいのはどれか。(生体計測装置学)

a. 挿入部の消毒は不要である。
b. 導光用ファイバは炭素繊維製である。
c. 観察と同時に治療が可能である。
d. 管腔臓器の表在性病変の診断に使用される。
e. 撮像に CCD が使用される。

1. a、b、c 2. a、b、e 3. a、d、e 4. b、c、d 5. c、d、e

[33回－午前－問題34] 正しい組合せはどれか。(医用治療機器学)

a. ESWL ――――― 音 波
b. 除細動器 ――――― パルス波
c. 電気メス ――――― 高周波
d. 電気焼灼器 ――――― 極超短波
e. IABP ――――― 超音波

1. a、b、c 2. a、b、e 3. a、d、e 4. b、c、d 5. c、d、e

［３３回－午前－問題３５］　植込み型心臓ペースメーカについて正しいのはどれか。（医用治療機器学）

a. 心房内にジェネレータを留置する。
b. 左房に心内膜電極を留置する。
c. ICHD（NBG）コードの T はトリガを意味する。
d. 刺激パルス幅は0.5 ms 前後である。
e. 電極装着後の刺激閾値は不変である。

1. a、b　　2. a、e　　3. b、c　　4. c、d　　5. d、e

［３３回－午前－問題３６］　除細動器について正しいのはどれか。（医用治療機器学）

1. 交流除細動方式が一般的である。
2. 単相性波形が一般的である。
3. 通電時間は0.1〜0.5 秒である。
4. 4000 J 前後で体外通電する。
5. 体内通電時の出力は体外通電時の10〜20％程度にする。

［３３回－午前－問題３７］　心臓血管作動薬の静脈内持続投与時に推奨すべきものはどれか。（医用治療機器学）

1. ローラ型ポンプ
2. フィンガ型ポンプ
3. シリンジ型ポンプ
4. ボルメトリック型ポンプ
5. 自然滴下式

［３３回－午前－問題３８］　ESWL の適応で**ない**尿路結石はどれか。（医用治療機器学）

a. 上部尿管結石
b. 中部尿管結石
c. 下部尿管結石
d. 膀胱結石
e. 尿道結石

1. a、b、c　　2. a、b、e　　3. a、d、e　　4. b、c、d　　5. c、d、e

［３３回－午前－問題３９］　内視鏡外科手術で正しいのはどれか。（医用治療機器学）

1. 気腹には酸素を使用する。
2. 気腹によって血圧は上昇する。
3. 気腹中の電気メス使用は禁忌である。
4. 肺動脈血栓塞栓症対策が必要である。
5. 手術用ロボットは無人手術が可能である。

[３３回－午前－問題４０] 医療機器とその有害事象との組合せで適切で**ない**のはどれか。(医用機器安全管理学)

1. マイクロ波加温装置 ────── キャビテーション
2. 熱希釈式心拍出量計 ────── 不整脈
3. 経皮的酸素分圧モニタ ───── 水　疱
4. 電気メス ─────────── 熱　傷
5. レーザメス ────────── 眼傷害

[３３回－午前－問題４１] 医用電気機器に関する個別規格はどれか。(医用機器安全管理学)

a. JIS T 0601-1
b. JIS T 0601-1-1
c. JIS T 0601-1-2
d. JIS T 0601-2-1
e. JIS T 0601-2-2

1. a、b　　2. a、e　　3. b、c　　4. c、d　　5. d、e

[３３回－午前－問題４２] CF 形装着部について**誤っている**のはどれか。(医用機器安全管理学)

1. ミクロショック対策が施されている。
2. マクロショック対策が施されている。
3. 患者装着部は非接地である。
4. 心臓内にカテーテルを挿入する場合に必須である。
5. 電極等を体表面に装着する場合に必須である。

[３３回－午前－問題４３] 図の記号がついた装着部を持つ ME 機器の正常状態における患者測定電流(交流)の許容値[μA]はどれか。(医用機器安全管理学)

1. 25
2. 50
3. 100
4. 250
5. 500

[３３回－午前－問題４４] 図のバスタブカーブ(故障率曲線)において機器の製造時の不備に依存する期間はどれか。(医用機器安全管理学)

1. ①
2. ②
3. ③
4. ④
5. ⑤

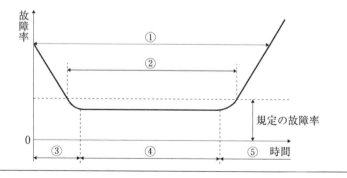

[３３回−午前−問題４５] 医療ガスと高圧ガス容器保安規則で定める塗色との組合せで正しいのはどれか。（医用機器安全管理学）

1. ヘリウム ──────── ねずみ色
2. 空気 ──────── 黄色
3. 酸素 ──────── 緑色
4. 窒素 ──────── 青色
5. 二酸化炭素 ──────── 黒色

[３３回−午前−問題４６] 携帯電話による医療機器への影響に関する指針ならびに関連事項について、**誤っている**のはどれか。（医用機器安全管理学）

1. 植込み型医療機器のイミュニティ試験は ISO 等で規定されている。
2. 植込み型医療機器から携帯電話を 15 cm 程度以上離して使用する。
3. 非植込み型医療機器から携帯電話を 1 m 程度以上離して使用する。
4. 携帯電話の電波出力は電波状況が悪いときに小さくなる。
5. 携帯電話の電波は着信時にも出力される。

[３３回−午前−問題４７] 静電気について正しいのはどれか。（医用電気電子工学）

a. 液体では表面に帯電する。
b. 湿度が高いと帯電しにくい。
c. 接地は静電気除去の方法として有効である。
d. 帯電量は絶縁抵抗の小さい物体ほど大きい。
e. 異なる材質の不導体を摩擦すると両材質に同一符号の電荷が帯電する。

1. a、b、c   2. a、b、e   3. a、d、e   4. b、c、d   5. c、d、e

[３３回−午前−問題４８] 図の導体Ａを静電シールドする場合、正しい方法はどれか。（医用電気電子工学）

白色部：導体
灰色部：絶縁体

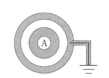

[３３回—午前—問題４９] 真空中に、それぞれ電荷 +Q [C] が帯電する質点A及びBがある。これらの帯電体をそれぞれ長さ a [m] の糸で点Pからつるしたところ、図のように、帯電体 A、B は糸の鉛直直線に対する傾きが 45° となって静止した。帯電体A、B間に働く力 F [N] の大きさとして、正しいのはどれか。

ただし、真空の誘電率は ε_0 [F/m] とし、糸の質量は無視できるものとする。(医用電気電子工学)

1. $\dfrac{Q}{4\sqrt{2}\,\pi\varepsilon_0 a}$

2. $\dfrac{Q}{8\pi\varepsilon_0 a^2}$

3. $\dfrac{Q^2}{2\sqrt{2}\,\pi\varepsilon_0 a}$

4. $\dfrac{Q^2}{4\pi\varepsilon_0 a^2}$

5. $\dfrac{Q^2}{8\pi\varepsilon_0 a^2}$

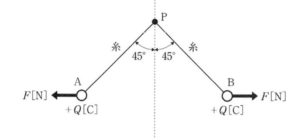

[３３回—午前—問題５０] 図 A の回路において、 $t = 0$ でスイッチを入れたとき、インダクタの両端の電圧降下の変化が図 B のようになった。

この時、インダクタに流れる電流の変化を表したのはどれか。(医用電気電子工学)

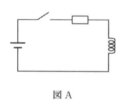

図 A

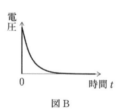

図 B

1.
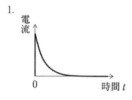

2.
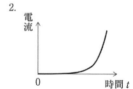

3.
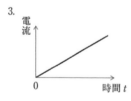

4.
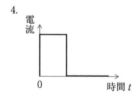

5.
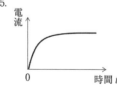

198

[33回-午前-問題51] 表は、正弦波交流波形 A とその整流波形 B、C について、それぞれの平均値 [V] および実効値 [V] を示している。表中の空白箇所 （ア） および （イ） に記入する値として、正しい組合せはどれか。（医用電気電子工学）

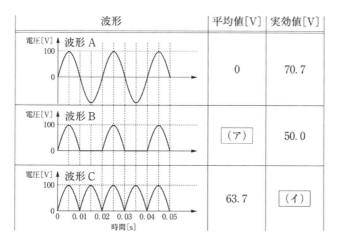

波形	平均値[V]	実効値[V]
波形 A	0	70.7
波形 B	（ア）	50.0
波形 C	63.7	（イ）

   （ア）   （イ）

1. 31.8 ———— 60.4

2. 31.8 ———— 70.7

3. 45.0 ———— 50.0

4. 45.0 ———— 60.4

5. 45.0 ———— 70.7

[33回-午前-問題52] 理想演算増幅器について正しいのはどれか。（医用電気電子工学）

a. 周波数帯域幅は無限大である。

b. 出力インピーダンスは無限大である。

c. 同相除去比（CMRR）はゼロである。

d. 入力端子に流れ込む電流はゼロである。

e. スルーレートは無限大である。

  1. a、b、c   2. a、b、e   3. a、d、e   4. b、c、d   5. c、d、e

[33回-午前-問題53] 素子自体が発光しないのはどれか。（医用電気電子工学）

a. CCD

b. 有機 EL

c. プラズマディスプレイ

d. LED

e. 液　晶

  1. a、b   2. a、e   3. b、c   4. c、d   5. d、e

[33回−午前−問題54] 図の増幅回路全体の増幅度は 52 dB である。抵抗 R_2 [kΩ] はどれか。ただし、A は理想演算増幅器とし、抵抗 $R_1 = 1\,\mathrm{k\Omega}$、$\log_{10} 2$ を 0.3 とする。(医用電気電子工学)

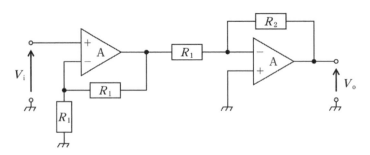

1. 20
2. 40
3. 100
4. 200
5. 400

[33回−午前−問題55] 図の回路に電圧 $V_1 = -V_\mathrm{m} \cdot \sin \omega t + 0.5$ [V] と $V_2 = V_\mathrm{m} \cdot \sin \omega t + 0.5$ [V] を入力した。出力電圧 V_0 [V] はどれか。

ただし、A は理想演算増幅器とし、角周波数を ω、時間 t の単位を秒とする。(医用電気電子工学)

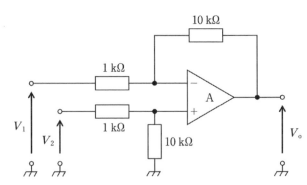

1. -10
2. 10
3. $-20\,V_\mathrm{m} \cdot \sin \omega t$
4. $20\,V_\mathrm{m} \cdot \sin \omega t$
5. $10\,V_\mathrm{m} \cdot \sin \omega t$

[33回−午前−問題56] 信号 $v(t) = 10\sin(4000\pi t)$ で 1000 kHz の搬送波を AM 変調するとき、被変調波の上側波の周波数 [kHz] はどれか。

ただし、時間 t の単位は秒とし、過変調は生じないものとする。(医用電気電子工学)

1. 1001
2. 1002
3. 1004
4. 1008
5. 1010

200

[３３回－午前－問題５７] 図1の回路と等価であるブロック線図を図2に示す。図2の要素 A と B との組合せで正しいのはどれか。（医用電気電子工学）

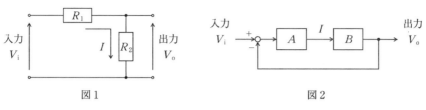

図1　　　　　　　　　　　　　図2

1. $A = 1/R_1$ 　　　　 $B = R_2$
2. $A = R_1$ 　　　　 $B = R_2$
3. $A = R_1 + R_2$ 　　　 $B = R_2$
4. $A = R_1$ 　　　　 $B = 1/R_2$
5. $A = R_1$ 　　　　 $B = R_1 + R_2$

[３３回－午前－問題５８] 複数のハードディスクドライブをまとめて一台のドライブとして扱い、読み書きの高速化や耐障害性を持たせた装置はどれか。（医用電気電子工学）

1. RAID
2. DRAM
3. OCR
4. CPU
5. SSD

[３３回－午前－問題５９] 図のフローチャートで出力される p の値はどれか。（医用電気電子工学）

1. 　20
2. 　100
3. 　512
4. 1024
5. 2048

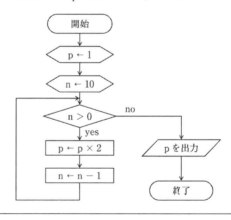

[３３回－午前－問題６０] 医用画像の伝送、蓄積、取得などに関する国際規格の名称はどれか。（医用電気電子工学）

1. DICOM
2. HIS
3. HL7
4. PACS
5. RIS

［33回-午前-問題61］ 論理式A・$\overline{(B + C)}$を表すベン図はどれか。

ただし、図中の網掛け部分が論理値の1を表す。(医用電気電子工学)

1.
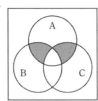

2.
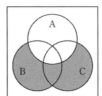

3.
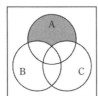

4.
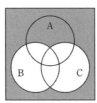

5.

［33回-午前-問題62］ 静止画像に使われるフォーマットはどれか。(医用電気電子工学)

a. ASCII
b. JPEG
c. PNG
d. MPEG
e. Unicode

1. a、b　　　2. a、e　　　3. b、c　　　4. c、d　　　5. d、e

［33回-午前-問題63］ 1枚1Mbyteのディジタル画像を1秒間に100枚伝送したい。最低限必要な伝送速度はどれか。

ただし、画像以外のデータは無視し、圧縮符号化は行わないものとする。(医用電気電子工学)

1.　　1 Mbps
2.　 10 Mbps
3.　100 Mbps
4.　　1 Gbps
5.　 10 Gbps

［３３回－午前－問題６４］　ハイフロー療法について正しいのはどれか。（生体機能代行装置学）

a. 吸入気の加温加湿に人工鼻を使用できる。
b. 最大20L/分の流量を供給できる。
c. 吸入気酸素濃度は21〜100％の任意の値を設定できる。
d. 解剖学的死腔のガスを洗い流す効果がある。
e. PEEP 効果が期待できる。

1. a、b、c　　2. a、b、e　　3. a、d、e　　4. b、c、d　　5. c、d、e

［３３回－午前－問題６５］　高気圧酸素治療の生体に対する作用で正しいのはどれか。（生体機能代行装置学）

a. 気体圧縮効果
b. 活性酸素の増加
c. 溶解型酸素の増加
d. 活性窒素の排出促進
e. 二酸化炭素の排出促進

1. a、b、c　　2. a、b、e　　3. a、d、e　　4. b、c、d　　5. c、d、e

［３３回－午前－問題６６］　パルスオキシメータについて正しいのはどれか。（生体機能代行装置学）

1. 紫外光を用いる。
2. 使用前に既知の値と比較して調整する。
3. 酸素ヘモグロビンと脱酸素ヘモグロビンの比を表示する。
4. プローブ（センサ）は使用前に滅菌する。
5. 脈波が検出されていることを確認する。

［３３回－午前－問題６７］　調節換気において、人工呼吸器の異常と有害事象との組合せで**誤っている**のはどれか。
（生体機能代行装置学）

1. 弁の開放不全 —————————— 圧損傷
2. 呼吸流路の屈曲 —————————— 換気の異常
3. 呼吸回路内のリーク —————— 低二酸化炭素血症
4. 加温加湿器の停止 —————— 喀痰の硬化
5. 吸入気酸素濃度の異常上昇 ——— 酸素中毒

［３３回－午前－問題６８］　圧支持換気（PSV）で設定するのはどれか。（生体機能代行装置学）

a. 吸気圧
b. 吸気時間
c. 最大吸気流量
d. 換気回数
e. PEEP

1. a、b　　2. a、e　　3. b、c　　4. c、d　　5. d、e

［33回−午前−問題69］　人工心肺送血ポンプで使用するローラポンプと遠心ポンプとの比較で正しいのはどれか。（生体機能代行装置学）

a. 遠心ポンプの方が血液損傷が起こりやすい。
b. 遠心ポンプでは流量計は不要である。
c. 遠心ポンプは長期補助循環に適している。
d. ローラポンプは回転数による流量制御が容易である。
e. ローラポンプは回路閉塞時の回路破裂の危険が少ない。

　　1. a、b　　2. a、e　　3. b、c　　4. c、d　　5. d、e

［33回−午前−問題70］　人工心肺装置の目的と構成機器との組合せで正しいのはどれか。（生体機能代行装置学）

a. 出血の回収 ──────── 血液吸引ポンプ
b. 静脈血の酸素加 ──────── 人工肺
c. 肺循環の維持 ──────── 血液ポンプ
d. 余剰水分の排出 ──────── ベントポンプ
e. 貯血槽内の微小気泡除去 ─── 動脈フィルタ

　　1. a、b　　2. a、e　　3. b、c　　4. c、d　　5. d、e

［33回−午前−問題71］　人工心肺による体外循環時に血中カリウム値の上昇を来すのはどれか。（生体機能代行装置学）

a. 溶　血
b. 代謝性アルカローシス
c. インスリン投与
d. 低体温
e. 心筋保護液注入

　　1. a、b　　2. a、e　　3. b、c　　4. c、d　　5. d、e

［33回−午前−問題72］　混合静脈血酸素飽和度($S\bar{v}O_2$)について正しいのはどれか。（生体機能代行装置学）

a. パルスオキシメータで測定できる。
b. 過度の血液希釈によって低下する。
c. 人工心肺中の血液加温時には低下する。
d. 50%では嫌気性代謝が進行する。
e. 80%は低心拍出量状態を意味する。

　　1. a、b、c　　2. a、b、e　　3. a、d、e　　4. b、c、d　　5. c、d、e

[３３回−午前−問題７３] 動脈血の pH 7.69、Pco₂ 28 mmHg、〔HCO₃⁻〕33 mEq/L の病態を示すのはどれか。（生体機能代行装置学）

1. 呼吸性アルカローシス
2. 呼吸性アシドーシス
3. 代謝性アシドーシス
4. 呼吸性アルカローシスと代謝性アルカローシスの混合障害
5. 呼吸性アシドーシスと代謝性アシドーシスの混合障害

[３３回−午前−問題７４] 主として残留塩素が除去される水処理装置はどれか。（生体機能代行装置学）

1. 活性炭濾過装置
2. プレフィルタ
3. 軟水化装置
4. RO 装置
5. エンドトキシン捕捉フィルタ

[３３回−午前−問題７５] 血液透析用の透析液に含まれる成分はどれか。（生体機能代行装置学）

a. カルシウム
b. カリウム
c. アルブミン
d. イコデキストリン
e. リ ン

1. a、b　　　2. a、e　　　3. b、c　　　4. c、d　　　5. d、e

[３３回−午前−問題７６] 維持透析用として適切で**ない**バスキュラーアクセスはどれか。（生体機能代行装置学）

1. 自己血管内シャント
2. 人工血管内シャント
3. 動脈表在化法
4. 動脈直接穿刺法
5. 静脈カテーテル法

[３３回−午前−問題７７] 透析中の血圧低下に対する処置として正しいのはどれか。（生体機能代行装置学）

a. 下肢挙上
b. 透析時間短縮
c. 低 Na 透析の実施
d. 昇圧薬投与
e. ECUM

1. a、b、c　　　2. a、b、e　　　3. a、d、e　　　4. b、c、d　　　5. c、d、e

[33回－午前－問題78] 透析中に連続監視すべき項目はどれか。(生体機能代行装置学)

a. 透析液圧

b. 透析液温度

c. 透析液浸透圧

d. 透析液Na濃度

e. 透析液電気伝導度

   1. a、b、c   2. a、b、e   3. a、d、e   4. b、c、d   5. c、d、e

[33回－午前－問題79] 透析中の空気誤入の原因として考えられ**ない**のはどれか。(生体機能代行装置学)

1. 動脈(脱血)側留置針と回路接続部の離断

2. 補液ラインの閉鎖忘れ

3. ポンプセグメント部回路の破損

4. エアードリップチャンバでの液面調整不良

5. 静脈(返血)側留置針の抜針

[33回－午前－問題80] 回転中心Oで支えられた剛体の棒に図のような荷重が働き、棒は静止している。O点まわりのモーメントのつり合いを表す式はどれか。(医用機械工学)

1. $J\sin\beta + M a\sin\theta - Wb = 0$

2. $M a\sin\theta - Wb = 0$

3. $J\cos\beta + M a\cos\theta - Wb = 0$

4. $M a\cos\theta - Wb = 0$

5. $Ma - Wb = 0$

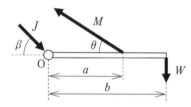

[33回－午前－問題81] 塑性変形について正しいのはどれか。(医用機械工学)

a. 外力を取り除くと形状が完全に元に戻る。

b. 永久ひずみが生じる。

c. 降伏現象により生じる。

d. ヤング率により変形が評価できる。

e. バネのみを用いてモデル化できる。

   1. a、b   2. a、e   3. b、c   4. c、d   5. d、e

[33回－午前－問題82] 流れにおけるベルヌーイの定理について正しいのはどれか。(医用機械工学)

a. 粘性流体に適用される。

b. 力学的エネルギーが保存される。

c. ひとつの流線上で成立する。

d. 重力とは無関係である。

e. レイノルズ数を導くことができる。

   1. a、b   2. a、e   3. b、c   4. c、d   5. d、e

[３３回－午前－問題８３]　ドプラ効果について**誤っている**のはどれか。（医用機械工学）

a. 観測者と音源の相対運動で生じる。
b. 音源が観測者に接近すると音が高く聞こえる。
c. 光においても認められる。
d. 山びこはドプラ効果である。
e. 音波の振幅に関する現象である。

1. a、b　　2. a、e　　3. b、c　　4. c、d　　5. d、e

[３３回－午前－問題８４]　注射器に12 mL の空気を入れ、先端を閉じてピストンを押して、注射器内の圧力を150 mmHg に上昇させた。このとき注射器内の空気のおよその体積［mL］はどれか。
ただし、大気圧を 760 mmHg とし、空気の温度変化はないものとする。（医用機械工学）

1. 11
2. 10
3. 9.0
4. 8.0
5. 6.0

[３３回－午前－問題８５]　生体の電気特性で**誤っている**のはどれか。（生体物性材料工学）

1. 血液の導電率は温度依存性がある。
2. 皮下脂肪の導電率は肝臓の導電率より高い。
3. β 分散は細胞の組織構造に依存する。
4. γ 分散は水分子の緩和現象に起因する。
5. 静止電位は細胞内外のイオン濃度差による。

[３３回－午前－問題８６]　人体の熱特性について正しいのはどれか。（生体物性材料工学）

a. 熱の産生は1 kW 程度である。
b. 人体の皮膚は黒体とみなせる。
c. 体表からの放射エネルギーのピーク波長は赤外領域にある。
d. 呼吸の増加は熱放出を増す。
e. 末梢血管の拡張は熱放出を抑制する。

1. a、b、c　　2. a、b、e　　3. a、d、e　　4. b、c、d　　5. c、d、e

[３３回－午前－問題８７]　レーザの生体作用について**誤っている**のはどれか。（生体物性材料工学）

1. 光解離作用 ――――― 鎮　痛
2. 光音響的作用 ――――― 熱弾性効果
3. 光化学的作用 ――――― 光感受性物質
4. 光機械的作用 ――――― 結石破砕
5. 光熱的作用 ――――― タンパク質の凝固

[33回－午前－問題88] 浸透圧による物質移動はどれか。(生体物性材料工学)

1. 血液から肺胞への二酸化炭素の移動
2. 毛細血管から細胞間質への酸素の移動
3. 組織から静脈毛細血管への間質液の移動
4. 細胞内から細胞外へのナトリウムイオンの移動
5. 尿細管におけるグルコースの再吸収

[33回－午前－問題89] セルロースによる補体活性化の要因はどれか。(生体物性材料工学)

1. アセチル基
2. 水酸基
3. メチル基
4. 硫酸基
5. カルボニル基

[33回－午前－問題90] ポリ乳酸を構成する結合はどれか。(生体物性材料工学)

1.
$$\begin{array}{ccc} H & O & \\ | & \| & \\ -N & -C & -O- \end{array}$$

2.
$$\begin{array}{cc} O & H \\ \| & | \\ -C & -N- \end{array}$$

3.
$$\begin{array}{ccc} H & O & H \\ | & \| & | \\ -N & -C & -N- \end{array}$$

4.
$$\begin{array}{c} O \\ \| \\ -C -O- \end{array}$$

5. $-Si-O-Si-$

208

[３３回－午後－問題1]　下記のグラフより、2017年の
従属人口指数［100 × （年少人口 ＋ 老年人口）/ （生産年齢人口）］に近いのはどれか。（医学概論）

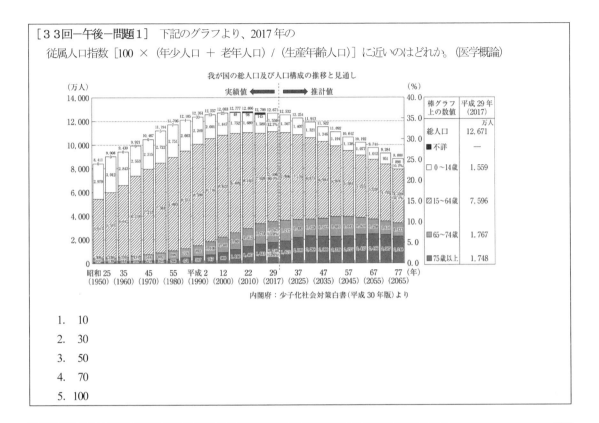

我が国の総人口及び人口構成の推移と見通し

内閣府：少子化社会対策白書（平成30年版）より

1.　10
2.　30
3.　50
4.　70
5.　100

[３３回－午後－問題2]　医療法に規定されているのはどれか。（医学概論）

a.　病院の管理
b.　保健所の開設
c.　感染症の類型
d.　診療所の開設
e.　特定機能病院の要件

1. a、b、c　　　2. a、b、e　　　3. a、d、e　　　4. b、c、d　　　5. c、d、e

[３３回－午後－問題3]　DNA を構成する塩基で**ない**のはどれか。（医学概論）

1.　ウラシル
2.　アデニン
3.　チミン
4.　シトシン
5.　グアニン

[３３回－午後－問題4]　正しい語句の組合せはどれか。（医学概論）

薬物Aの繰り返し投与によって耐性が生じた状態では、
薬物Aを代謝する酵素の誘導合成は（①）、薬物Aの排泄は（②）。

1. ①増加して　②増加する
2. ①低下して　②低下する
3. ①不変で　②低下する
4. ①低下して　②増加する
5. ①増加して　②低下する

[３３回－午後－問題5]　ある疾患の検査結果を表に示す。特異度はどれか。（医学概論）

単位（人）

		疾　患	
		あ　り	な　し
検	陽　性	90	30
査	陰　性	10	70

1. 0.10
2. 0.13
3. 0.30
4. 0.70
5. 0.90

[３３回－午後－問題6]　**誤っている**のはどれか。（医学概論）

1. 単球は貪食能をもつ。
2. 赤血球の寿命は約120日である。
3. 第VII凝固因子は外因系凝固に関与する。
4. 血漿タンパク質で最も多いのはアルブミンである。
5. 全血液に対する血漿の容積比をヘマトクリットという。

[３３回－午後－問題7]　腎糸球体濾過量推定に有用な物質はどれか。（医学概論）

1. ブドウ糖
2. アミノ酸
3. Na^+
4. クレアチニン
5. Ca^{2+}

[３３回－午後－問題8]　内分泌臓器と分泌ホルモンとの組合せで**誤っている**のはどれか。（医学概論）

1. 下垂体　————　プロラクチン
2. 甲状腺　————　トリヨードサイロニン
3. 副甲状腺　———　エストロゲン
4. 精　巣　————　アンドロゲン
5. 膵　臓　————　インスリン

[３３回－午後－問題９]　成人の右下肢全体に熱傷を生じたとき、総体表面積に対する割合はどれか。（臨床医学総論）

1. 4.5 %
2. 9 %
3. 18 %
4. 27 %
5. 36 %

[３３回－午後－問題１０]　肺サルコイドーシスについて正しいのはどれか。（臨床医学総論）

a. 高カリウム血症がみられることが多い。
b. 血清アンギオテンシン変換酵素が低下することが多い。
c. 胸部単純Ｘ線写真の両側肺門リンパ節腫脹が特徴的所見である。
d. 組織生検にて非乾酪性類上皮細胞肉芽腫がみられる。
e. 自然治癒は稀である。

1. a、b　　2. a、e　　3. b、c　　4. c、d　　5. d、e

[３３回－午後－問題１１]　我が国で現在の死亡数第１位のがんはどれか。（臨床医学総論）

1. 胃　癌
2. 肺　癌
3. 乳　癌
4. 大腸癌
5. 前立腺癌

[３３回－午後－問題１２]　血圧上昇の機序として**誤っている**のはどれか。（臨床医学総論）

a. 交感神経の緊張
b. 心拍出量の増加
c. 遺伝的素因
d. 血管拡張
e. 腎臓からのナトリウム排泄増加

1. a、b　　2. a、e　　3. b、c　　4. c、d　　5. d、e

[３３回－午後－問題１３]　拡張期心雑音が聴取されるのはどれか。（臨床医学総論）

a. 僧帽弁閉鎖不全症
b. 僧帽弁狭窄症
c. 大動脈弁閉鎖不全症
d. 大動脈弁狭窄症
e. 三尖弁閉鎖不全症

1. a、b　　2. a、e　　3. b、c　　4. c、d　　5. d、e

［33回－午後－問題14］ メタボリック症候群の診断基準に含まれ**ない**のはどれか。（臨床医学総論）

1. 内臓脂肪蓄積
2. 血清脂質異常
3. 血清尿酸高値
4. 血圧上昇
5. 高血糖

［33回－午後－問題15］ 正しい組合せはどれか。（臨床医学総論）

a. くも膜下出血 ——————— 動脈瘤破裂
b. 重症筋無力症 ——————— 神経筋接合部の障害
c. パーキンソン病 ——————— βアミロイドの沈着
d. アルツハイマー病 ————— 中脳黒質の神経細胞の変性
e. 筋萎縮性側索硬化症 ——— 運動ニューロンの変性

1. a、b、c　　2. a、b、e　　3. a、d、e　　4. b、c、d　　5. c、d、e

［33回－午後－問題16］ 腎前性腎不全の原因となる疾患・病態はどれか。（臨床医学総論）

1. 出血性ショック
2. 横紋筋融解症
3. 両側性尿路結石
4. 造影剤による腎不全
5. 溶血性尿毒症症候群

［33回－午後－問題17］ ワクチンによる予防効果が期待されているのはどれか。（臨床医学総論）

1. 膀胱癌
2. 前立腺癌
3. 卵巣癌
4. 子宮体癌
5. 子宮頸癌

［33回－午後－問題18］ 白血球除去療法が適応となる疾患はどれか。（臨床医学総論）

1. 逆流性食道炎
2. 急性膵炎
3. 急性胆管炎
4. 潰瘍性大腸炎
5. 急性肝炎

［33回－午後－問題19］ エリスロポエチンにより分化・誘導される血球はどれか。（臨床医学総論）

1. 好中球
2. リンパ球
3. 好酸球
4. 赤血球
5. 血小板

［３３回－午後－問題２０］　パルスオキシメータによる酸素飽和度の測定値について正しいのはどれか。（臨床医学総論）

a. 一酸化炭素ヘモグロビンの存在は影響しない。
b. 検査用色素のインジゴカルミンは影響しない。
c. 同じ酸素分圧でもアシドーシスでは高くなる。
d. 同じ酸素分圧でも体温が上昇すると低くなる。
e. 末梢循環不全では信頼度が低下する。

　　1. a、b　　　2. a、e　　　3. b、c　　　4. c、d　　　5. d、e

［３３回－午後－問題２１］　ICU内に設置すべき医療機器はどれか。（臨床医学総論）

a. 人工呼吸器
b. 除細動器
c. 心電図モニタ
d. 消化器内視鏡
e. 人工心肺装置

　　1. a、b、c　　　2. a、b、e　　　3. a、d、e　　　4. b、c、d　　　5. c、d、e

［３３回－午後－問題２２］　院内感染について正しいのはどれか。（臨床医学総論）

a. 手袋を着用して処置をした場合、手袋取り外し後の手指衛生は不要である。
b. 標準予防策では、手袋、マスク、ガウン等の着用基準を定めている。
c. 患者の唾液は感染性があるものとして扱う。
d. 麻疹感染者の部屋への入室時にはN95マスクを着用する。
e. 入院前から感染し入院後に発症した場合、院内感染症とみなされる。

　　1. a、b、c　　　2. a、b、e　　　3. a、d、e　　　4. b、c、d　　　5. c、d、e

［３３回－午後－問題２３］　医療安全について正しいのはどれか。（臨床医学総論）

　　1. インシデントの背景には数多くのアクシデントが存在する。
　　2. 入院患者が転倒したが、怪我はなかったので報告しなかった。
　　3. 電子カルテを導入すれば患者誤認のリスクはなくなる。
　　4. 与薬前に薬品名と患者名を同僚とダブルチェックした。
　　5. 医療事故を減らすには原因追及よりも責任追及が重要である。

［３３回－午後－問題２４］　免疫の仕組みについて正しいのはどれか。（臨床医学総論）

a. 自然免疫の主体はリンパ球である。
b. 好中球は抗原を取り込み、情報を提示する。
c. T細胞は細胞表面上のT細胞レセプタで抗原を認識する。
d. B細胞は免疫グロブリンの産生に関与する。
e. 一次免疫応答ではIgAの産生が主体である。

　　1. a、b　　　2. a、e　　　3. b、c　　　4. c、d　　　5. d、e

[３３回－午後－問題２５] 物理量と組立単位との組合せで**誤っている**のはどれか。（生体計測装置学）

1. 応　力 ——— N/m²
2. 仕事率 ——— J/s
3. 電　荷 ——— A/s
4. 磁　束 ——— V・s
5. 吸収線量 ——— J/kg

[３３回－午後－問題２６] 生体電気信号増幅器に求められる条件はどれか。（生体計測装置学）

a. 入力インピーダンスが小さい。
b. 入力換算雑音が大きい。
c. 入力オフセット電圧が小さい。
d. 信号対雑音比が大きい。
e. 同相除去比が小さい。

1. a、b　　2. a、e　　3. b、c　　4. c、d　　5. d、e

[３３回－午後－問題２７] 小電力医用テレメータについて**誤っている**のはどれか。（生体計測装置学）

1. 割り当て周波数帯域は420〜450MHzである。
2. A型のチャネル間隔は25kHzである。
3. 同時に送信する信号の数によって5つの型の送信機がある。
4. 割り当て周波数帯域は6バンドで構成されている。
5. 混信対策として色ラベルによるゾーン配置が有用である。

[３３回－午後－問題２８] 脳磁図計測について正しいのはどれか。（生体計測装置学）

a. 脳磁場検出にはホール素子を用いる。
b. 計測には静電シールドルームが必要である。
c. センサの冷却には液体ヘリウムが必要である。
d. 脳磁図の空間分解能は脳波より高い。
e. 頭皮に垂直な電流双極子による磁場を検出している。

1. a、b　　2. a、e　　3. b、c　　4. c、d　　5. d、e

[３３回－午後－問題２９] 非観血式血圧測定法について正しいのはどれか。（生体計測装置学）

1. カフ幅が狭すぎると最高血圧値は下がる。
2. カフの巻き方が緩いと最高血圧値は上がる。
3. 脱気速度が速すぎると最高血圧値は上がる。
4. 測定場所が心臓より低いと最低血圧値は下がる。
5. カフ幅が広いと平均血圧値は上がる。

[33回－午後－問題30] 核磁気共鳴画像法について正しいのはどれか。(生体計測装置学)

a. 放射線被曝はない。
b. 磁力線の透過性を画像化している。
c. 臓器の画像再構成は一断面に限られる。
d. 空間分解能は5mm程度である。
e. 撮影手法としてT2強調がある。

　　1. a、b　　2. a、e　　3. b、c　　4. c、d　　5. d、e

[33回－午後－問題31] 核医学検査について正しいのはどれか。(生体計測装置学)

a. PETで糖代謝に関する情報が画像化できる。
b. 体外から放射線を照射することで画像化する。
c. β線を測定して画像化している。
d. SPECTで脳血流に関する情報が画像化できる。
e. PETで3次元画像が得られる。

　　1. a、b、c　　2. a、b、e　　3. a、d、e　　4. b、c、d　　5. c、d、e

[33回－午後－問題32] 電気メスについて正しいのはどれか。(医用治療機器学)

a. 切開には連続正弦波が用いられる。
b. 対極板接触面積の増加は熱傷の原因である。
c. 出力回路には抵抗が挿入されている。
d. スプリット型対極板は接触インピーダンスを測定する。
e. バイポーラ電極は挟まれた部位を凝固する。

　　1. a、b、c　　2. a、b、e　　3. a、d、e　　4. b、c、d　　5. c、d、e

[33回－午後－問題33] ペースメーカのICHD(NBG)コードで**誤っている**のはどれか。(医用治療機器学)

1. AAIでは心房のみでペーシングを行う。
2. VVIでは心房に同期してペーシングを行う。
3. DDDでは心房と心室の両方でペーシングを行う。
4. VDDでは心室のみでペーシングを行う。
5. VOOでは固定レートでペーシングを行う。

[33回－午後－問題34] 冠状動脈インターベンション治療(PCI)について正しいのはどれか。(医用治療機器学)

1. X線装置は不要である。
2. ガイドワイヤを使用する。
3. バルーン拡張圧は60気圧程度である。
4. 狭窄拡張中の冠血流は増加する。
5. ステント留置は禁忌である。

[３３回－午後－問題３５]　**誤っている**組合せはどれか。（医用治療機器学）

a. Ar レーザ ──────── 角膜形成術
b. ArF エキシマレーザ ─────── 網膜光凝固
c. CO₂ レーザ ──────── 鎮痛治療
d. Dye レーザ ──────── 光線力学的療法
e. Nd：YAG レーザ ──────── 内視鏡的癌治療

1. a、b、c　　2. a、b、e　　3. a、d、e　　4. b、c、d　　5. c、d、e

[３３回－午後－問題３６]　ハイパーサーミアについて正しいのはどれか。（医用治療機器学）

1. RF 容量結合型加温法は 2.45 GHz の電磁波を使用する。
2. 細胞の熱耐性は 24 時間で消失する。
3. 加温温度は 60℃以上を目標とする。
4. 化学療法と併用する。
5. マイクロ波加温法は 2 枚の電極を使用する。

[３３回－午後－問題３７]　定格電流値 15 A の医用コンセントの保持力として適切なのはどれか。（医用機器安全管理学）

1. 　1 N
2. 　5 N
3. 10 N
4. 50 N
5. 75 N

[３３回－午後－問題３８]　非接地配線方式について正しいのはどれか。（医用機器安全管理学）

a. 絶縁変圧器の定格容量は 50 kVA 以下である。
b. 絶縁変圧器の 2 次側から 1 次側への漏れ電流は 10 μA 以下である。
c. 絶縁変圧器の 2 次側の対地インピーダンスが 50 kΩ 以下になると警報を発する。
d. 地絡発生時の電源確保が主目的である。
e. 多数の ME 機器を同時に使用すると警報が発生する可能性がある。

1. a、b、c　　2. a、b、e　　3. a、d、e　　4. b、c、d　　5. c、d、e

[３３回－午後－問題３９]　図の漏れ電流測定用電源ボックスでスイッチ S₂ の用途はどれか。（医用機器安全管理学）

1. 電源極性の切り替え
2. 電源導線の 1 本の断線の模擬
3. 保護接地線の断線の模擬
4. 追加保護接地線の断線の模擬
5. 患者誘導コードの切り替え

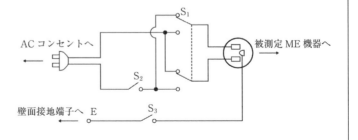

［３３回−午後−問題４０］　定格電流 10 A の ME 機器の保護接地回路抵抗を JIS T 0601-1 に基づいて測定したところ、電圧計の表示値が 1.5 V であった。この ME 機器の接地線抵抗［mΩ］はどれか。（医用機器安全管理学）

1. 60
2. 75
3. 100
4. 120
5. 150

［３３回−午後−問題４１］　ある機器の MTBF が 180 日、MTTR が 10 日であるとき、定常アベイラビリティはどれか。（医用機器安全管理学）

1. $\dfrac{1}{19}$

2. $\dfrac{1}{18}$

3. $\dfrac{1}{17}$

4. $\dfrac{17}{18}$

5. $\dfrac{18}{19}$

［３３回−午後−問題４２］　二酸化炭素の配管端末器（ピン方式）はどれか。（医用機器安全管理学）

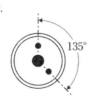
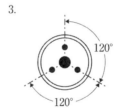

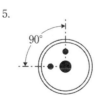

［３３回−午後−問題４３］　使用準備完了を意味する表示光の色はどれか。（医用機器安全管理学）

1. 青
2. 緑
3. 黄
4. 橙
5. 赤

[33回－午後－問題44] 医療機関における医療機器安全管理責任者の配置を義務づけている法律はどれか。(医用機器安全管理学)

1. 医師法
2. 医療法
3. 製造物責任法
4. 臨床工学技士法
5. 医薬品医療機器等法

[33回－午後－問題45] 図の回路で端子-ab間の合成静電容量 $[\mu F]$ はどれか。(医用電気電子工学)

1. 0.5
2. 1
3. 2
4. 5
5. 7

[33回－午後－問題46] 直径 10 cm、巻数 100 回の円形コイルに 20 mA の電流が流れた時、コイルの中心にできる磁界の大きさ $[A/m]$ はどれか。

ただし、巻き線の太さは無視する。(医用電気電子工学)

1. 1
2. 10
3. 20
4. 100
5. 200

[33回－午後－問題47] インダクタに流れる電流を 1.0 s 間に 0.1 A から 0.2 A に一定の割合で増加させたところ、1.0 V の誘導起電力が生じた。

このときの、自己インダクタンス $[H]$ はどれか。(医用電気電子工学)

1. 0.1
2. 0.5
3. 1.0
4. 5.0
5. 10

[33回－午後－問題48] 図の回路で成立するのはどれか。(医用電気電子工学)

a. $I_1 - I_2 - I_3 = 0$
b. $I_1 + I_2 + I_3 = E_1/R_1$
c. $I_1R_1 + I_3R_3 = E_1 - E_3$
d. $I_1R_1 + I_2R_2 = E_1$
e. $-I_2R_2 + I_3R_3 = E_3$

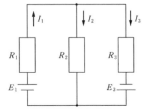

1. a、b、c　　2. a、b、e　　3. a、d、e　　4. b、c、d　　5. c、d、e

[33回-午後-問題49] 図のような CR 直列回路に連続した方形波を入力させたときについて正しいのはどれか。(医用電気電子工学)

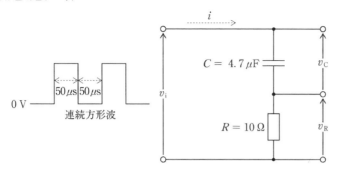

1. 抵抗の両端電圧 v_R は積分波形を示す。
2. 回路の時定数は $0.47\,\mu s$ である。
3. パルス幅に対して時定数は十分小さい。
4. $v_i \approx R\cdot i$ と表すことができる。
5. キャパシタの両端電圧 v_C の波形はほぼ三角波となる。

[33回-午後-問題50] 図は電源として用いられる DC-DC コンバータの構成例を示したものである。(ア)…(イ)…(ウ)…(エ) に入れる要素として正しい組合せはどれか。(医用電気電子工学)

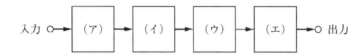

	(ア)	(イ)	(ウ)	(エ)
1.	インバータ	変圧器	整流回路	平滑回路
2.	充電回路	平滑回路	インバータ	整流回路
3.	定電圧回路	平滑回路	整流回路	インバータ
4.	定電圧回路	変圧器	平滑回路	整流回路
5.	定電圧回路	定電流回路	整流回路	平滑回路

[33回-午後-問題51] 正しいのはどれか。(医用電気電子工学)

a. 理想ダイオードの逆方向抵抗はゼロである。
b. ユニポーラトランジスタは電流制御素子である。
c. ピエゾ効果が大きい半導体は磁気センサに利用される。
d. 接合型FET の n 形チャネルの多数キャリアは電子である。
e. CMOS回路はバイポーラトランジスタ回路よりも消費電力が少ない。

1. a、b　　2. a、e　　3. b、c　　4. c、d　　5. d、e

[３３回―午後―問題５２] 図の回路の入力インピーダンスはどれか。

ただし、Aは理想演算増幅器とし、角周波数をω、虚数単位をjとする。(医用電気電子工学)

1. R_1

2. $R_1 + R_2$

3. $\dfrac{1}{j\omega C}$

4. $R_1 + \dfrac{1}{j\omega C}$

5. $R_1 + R_2 + \dfrac{1}{j\omega C}$

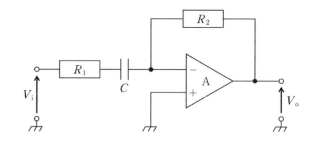

[３３回―午後―問題５３] ダイオードの順方向における電流電圧特性を図1に示す。このダイオードを図2のような等価回路（$V_F \geqq 0.6\,V$）に置き換えたときの V_d と r_d との組合せで正しいのはどれか。(医用電気電子工学)

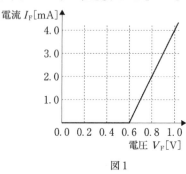

図1

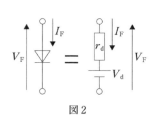

図2

1. $V_d = 1.0\,V$　　$r_d = 250\,\Omega$

2. $V_d = 1.0\,V$　　$r_d = 100\,\Omega$

3. $V_d = 0.6\,V$　　$r_d = 250\,\Omega$

4. $V_d = 0.6\,V$　　$r_d = 100\,\Omega$

5. $V_d = 0.6\,V$　　$r_d = 0\,\Omega$

[３３回―午後―問題５４] 図の回路で電池に10Ωの負荷抵抗R_Lを接続したときのV_oが1.2V、20Ωの負荷抵抗R_Lを接続したときのV_oが1.6Vであった。この電池のV_sとR_sとの組合せで正しいのはどれか。(医用電気電子工学)

1. $V_s = 2.4\,V$　　$R_s = 30\,\Omega$

2. $V_s = 2.4\,V$　　$R_s = 20\,\Omega$

3. $V_s = 2.4\,V$　　$R_s = 10\,\Omega$

4. $V_s = 1.6\,V$　　$R_s = 20\,\Omega$

5. $V_s = 1.6\,V$　　$R_s = 10\,\Omega$

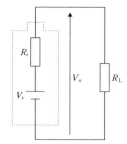

[３３回－午後－問題５５]　図の回路に電圧 $V_i = 100 \sin(10\pi t)$ [V] を入力した。出力電圧 V_o の実効値 [V] はどれか。

ただし、ダイオードは理想ダイオードとし、時間 t の単位は秒とする。(医用電気電子工学)

1. $10\sqrt{2}$
2. $\dfrac{100}{\sqrt{2}}$
3. 100
4. $100\sqrt{2}$
5. 200

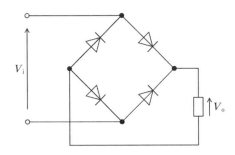

[３３回－午後－問題５６]　信号に対応して搬送波の振幅が変化するパルス変調はどれか。(医用電気電子工学)

1. PAM
2. PFM
3. PNM
4. PPM
5. PWM

[３３回－午後－問題５７]　記憶装置について**誤っている**のはどれか。(医用電気電子工学)

1. フラッシュメモリは揮発性メモリの一種である。
2. ハードディスクは情報を磁気的に記録する。
3. RAM は記憶内容を変更することができる。
4. RAM は主記憶装置として使われる。
5. ROM は電源を切っても情報を保持する。

[３３回－午後－問題５８]　IP アドレスについて**誤っている**のはどれか。(医用電気電子工学)

1. IPv4 は 8 ビットごとに 192.168.100.1 のように表記している。
2. ネットワークアドレス部とホストアドレス部で構成される。
3. グローバル IP アドレスは各国の政府機関で管理されている。
4. LAN 内のみで使えるアドレスをプライベート IP アドレスという。
5. 枯渇に対応して 128 ビットの IPv6 への移行が進められている。

[３３回－午後－問題５９]　正しいのはどれか。(医用電気電子工学)

1. データのバックアップは情報漏洩の防止に役立つ。
2. 共通鍵暗号方式では鍵が漏れてもセキュリティ上問題ない。
3. 情報セキュリティにおける完全性とは、情報が正確で改ざんされていないことをいう。
4. オープンソースソフトウェアは、セキュリティ確保のためには使用すべきではない。
5. 院内ネットワークにファイアウォールが導入されていれば、個人の PC を自由に接続してよい。

[３３回－午後－問題６０] −1Vから ＋1V の電圧を量子化ビット数10bit でAD変換する。電圧の分解能 [mV] に最も近いのはどれか。（医用電気電子工学）

1. 1.0
2. 2.0
3. 4.0
4. 8.0
5. 16.0

[３３回－午後－問題６１] 生体時系列信号の解析法とその用途との組合せで正しいのはどれか。（医用電気電子工学）

1. FFT ——————— 視覚誘発電位の検出
2. 加算平均 ——————— パワースペクトルの導出
3. 自己相関関数 ——————— 折り返し雑音の抑制
4. ローパスフィルタ ——— 周期的成分の抽出
5. ハイパスフィルタ ——— 基線動揺の抑制

[３３回－午後－問題６２] $(1-j)^4$ と等しいのはどれか。
ただし、j は虚数単位である。（医用電気電子工学）

1. −4
2. −2
3. 0
4. 2
5. 4

[３３回－午後－問題６３] メインストリーム方式のカプノメータについて**誤っている**のはどれか。（生体機能代行装置学）

1. プローブには赤色光の光源を使用している。
2. アダプタが死腔となる。
3. サイドストリーム方式に比べて応答が速い。
4. セルの汚れや水滴の付着により測定誤差を生じる。
5. ICU などでの長期間の人工呼吸管理に使用される。

[３３回－午後－問題６４] 経皮的ガス分析装置について**誤っている**のはどれか。（生体機能代行装置学）

1. 酸素分圧測定は主に新生児領域で使用される。
2. 酸素分圧測定には加温が必要である。
3. 酸素電極はクラーク電極を応用したものである。
4. 二酸化炭素電極はセバリングハウス電極を応用したものである。
5. 二酸化炭素分圧測定には冷却が必要である。

［３３回－午後－問題６５］　人工鼻の短所はどれか。（生体機能代行装置学）

a. うつ熱

b. 過剰加湿

c. 死腔の増加

d. 呼吸抵抗の増加

e. 人工呼吸器関連肺炎の増加

1. a、b　　　2. a、e　　　3. b、c　　　4. c、d　　　5. d、e

［３３回－午後－問題６６］　高気圧酸素治療の適応で**ない**のはどれか。（生体機能代行装置学）

1. 減圧症

2. ガス塞栓

3. 酸素中毒

4. ガス壊疽

5. コンパートメント症候群

［３３回－午後－問題６７］　在宅人工呼吸（HMV）を施行する医療機関が具備すべき機器はどれか。（生体機能代行装置学）

a. 胸部エックス線撮影装置

b. 気道内分泌物吸引装置

c. 血液ガス分析装置

d. 二酸化炭素吸収装置

e. 膜型人工肺

1. a、b、c　　　2. a、b、e　　　3. a、d、e　　　4. b、c、d　　　5. c、d、e

［３３回－午後－問題６８］　図のような人工呼吸器回路構成で、用手換気装置を接続できる部位はどこか。（生体機能代行装置学）

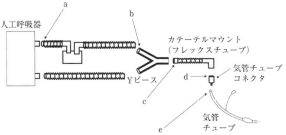

a. 吸気回路の人工呼吸器接続部

b. Yピースの吸気回路接続部

c. カテーテルマウント（フレックスチューブ）のYピース接続部

d. 気管チューブコネクタ

e. 気管チューブの気管チューブコネクタ接続部

1. a、b　　　2. a、e　　　3. b、c　　　4. c、d　　　5. d、e

［33回－午後－問題69］　血液が多管構造の外部を灌流する装置はどれか。（生体機能代行装置学）

1. 血漿分離用フィルタ
2. 熱交換器
3. 限外ろ過装置
4. 血液濃縮器（ヘモコンセントレータ）
5. 血液透析用ダイアライザ

［33回－午後－問題70］　人工心肺回路の動脈フィルタについて正しいのはどれか。（生体機能代行装置学）

a. メッシュサイズは200～400 μm である。
b. 親水性のメッシュが使用される。
c. 血液は上部から流入し、下部から流出していく。
d. 回路の最後に装着する。
e. エアトラップと同様の構造である。

　　1. a、b　　2. a、e　　3. b、c　　4. c、d　　5. d、e

［33回－午後－問題71］　人工心肺による体外循環時の内分泌系・免疫系の変動について正しいのはどれか。（生体機能代行装置学）

a. レニン―アンジオテンシン―アルドステロン系は活性化される。
b. アドレナリン分泌は低下する。
c. バソプレシン分泌は低下する。
d. インスリン分泌は亢進する。
e. 炎症性サイトカインの血中濃度は上昇する。

　　1. a、b　　2. a、e　　3. b、c　　4. c、d　　5. d、e

［33回－午後－問題72］　経皮的心肺補助装置（PCPS）について**誤っている**のはどれか。（生体機能代行装置学）

a. 急性心筋梗塞後の心破裂によるショックは適応である。
b. ショック状態の急性肺動脈血栓塞栓症は適応である。
c. 急性くも膜下出血によるショックは適応である。
d. 送血管は腕頭動脈に挿入する。
e. 脱血管は大腿静脈に挿入する。

　　1. a、b　　2. a、e　　3. b、c　　4. c、d　　5. d、e

［33回－午後－問題73］　IABP の適応について正しいのはどれか。（生体機能代行装置学）

a. 冠動脈ステントにおける遅発性血栓性閉塞の予防
b. 冠動脈バイパス術後のグラフト閉塞の予防
c. 切迫心筋梗塞
d. 人工心肺離脱困難
e. 心原性ショック

　　1. a、b、c　　2. a、b、e　　3. a、d、e　　4. b、c、d　　5. c、d、e

［３３回－午後－問題７４］　成人男性の人工心肺完全体外循環中のトラブルやその対応について正しいのはどれか。
（生体機能代行装置学）

1. 貯血槽が完全に空にならなくても空気の誤送が生じ得る。
2. 動脈解離発生時には送血流量を増やし続行する。
3. 脱血不良時には脱血カニューレをより深く挿入する。
4. 人工肺内血栓形成時にはヘパリンの追加投与を行う。
5. 脱血回路に持続的に微小気泡が引けてくる場合は直ちに送血を停止する。

［３３回－午後－問題７５］　腎不全でみられる血液検査の異常で**誤っている**のはどれか。（生体機能代行装置学）

1. 代謝性アルカローシス
2. 高リン血症
3. 低カルシウム血症
4. 高カリウム血症
5. 低ヘモグロビン血症

［３３回－午後－問題７６］　ある血液透析器の水系溶質除去性能を調べるため、透析器血液流入側と流出側のクレアチニン濃度を測定したところ、それぞれ 10.0 および 1.0 mg/dL であった。血流量、透析液流量、濾過流量がそれぞれ 250、500、0 mL/min とすると、この血液透析器のクレアチニンクリアランス［mL/min］はどれか。（生体機能代行装置学）

1. 180
2. 200
3. 225
4. 250
5. 500

［３３回－午後－問題７７］　慢性腎臓病に伴う骨・ミネラル代謝異常（CKD-MBD）の治療として正しいのはどれか。
（生体機能代行装置学）

1. カルシウム・リン積を上昇させる。
2. 透析時間を短縮する。
3. リン摂取量を増加させる。
4. 活性型ビタミンD製剤を投与する。
5. 副甲状腺ホルモンを投与する。

［３３回－午後－問題７８］　慢性透析患者の死亡原因で最も多いのはどれか。（生体機能代行装置学）

1. 悪性腫瘍
2. 心不全
3. 感染症
4. 脳血管障害
5. 心筋梗塞

[３３回—午後—問題７９] 溶血の原因となるのはどれか。(生体機能代行装置学)

1. 高濃度の透析液の使用
2. ダイアライザの膜破損
3. 塩素化合物の透析液への混入
4. 透析液の温度低下
5. 透析回路への空気誤入

[３３回—午後—問題８０] スカラー量はどれか。(医用機械工学)

1. 力
2. 変 位
3. 加速度
4. 運動量
5. 質 量

[３３回—午後—問題８１] ある材料を圧縮したとき、体積変化がなかった。この材料のポアソン比はどれか。(医用機械工学)

1. 0.1
2. 0.3
3. 0.5
4. 0.7
5. 1.0

[３３回—午後—問題８２] 半径 R、長さ L の円管内を粘性率 μ の液体が流量 Q で流れている。流れが定常な層流のとき、管の上流と下流の圧力差はどれか。(医用機械工学)

1. $\dfrac{\pi R^2 Q}{8\mu L}$
2. $\dfrac{\pi R^3 Q}{8\mu L}$
3. $\dfrac{8\mu L Q}{\pi R^4}$
4. $\dfrac{128\mu L Q}{\pi R^3}$
5. $\dfrac{128\mu L Q}{\pi R^4}$

[３３回—午後—問題８３] 正しいのはどれか。(医用機械工学)

a. 血管壁中のエラスチンの割合は脈波伝搬速度と正の相関を示す。
b. 細い血管では血球が血管壁部に集まる。
c. 動脈血圧のピーク値は体の部位によって異なる。
d. ヘマトクリット値が上昇すると血液の粘性が増加する。
e. 血管内径が小さくなると血管抵抗は上昇する。

1. a、b、c 　　 2. a、b、e 　　 3. a、d、e 　　 4. b、c、d 　　 5. c、d、e

226

[３３回－午後－問題８４] 図は一定周波数の音波の波形を表している。縦軸として妥当なのはどれか。（医用機械工学）

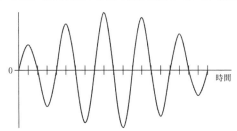

1. 音 圧
2. 周 期
3. 音 速
4. 音 色
5. エネルギー

[３３回－午後－問題８５] 値が小さくなると脈波の伝搬速度が増加するのはどれか。（医用機械工学）
1. 心拍数
2. 平均動脈圧
3. 血管の内径
4. 血管壁の厚さ
5. 血管のヤング率（周方向）

[３３回－午後－問題８６] 正しいのはどれか。（生体物性材料工学）
1. 陽子線は電磁放射線である。
2. γ線はマイナスの電荷をもつ。
3. α線はX線より組織到達深度が大きい。
4. 心筋は生殖腺より放射線感受性が高い。
5. 中性子線は陽子線より組織透過力が大きい。

[３３回－午後－問題８７] 同じ大きさの熱エネルギーが加えられたとき、温度上昇が最も大きくなるのはどれか。（生体物性材料工学）
1. 脂 肪
2. 肝 臓
3. 腎 臓
4. 骨格筋
5. 血 液

[３３回－午後－問題８８] 生体に接触する医用材料の生物学的安全性試験で必ず実施されるのはどれか。（生体物性材料工学）
1. 血液適合性試験
2. 埋植試験
3. 亜急性毒性試験
4. 皮内反応試験
5. 感作性試験

[33回－午後－問題89] 生体反応で正しい組合せはどれか。（生体物性材料工学）

a. 石灰化 ——————— リン酸カルシウムの沈着
b. 血栓形成 ——————— トロンビンの活性阻害
c. アナフィラキシー ——— T細胞の活性化
d. 血液凝固 ——————— コラーゲンの分解
e. 炎　症 ——————— マクロファージの浸潤

1. a、b　　2. a、e　　3. b、c　　4. c、d　　5. d、e

[33回－午後－問題90] ポリエチレンで**誤っている**のはどれか。（生体物性材料工学）

1. カテーテルに使われる。
2. ポリオレフィンである。
3. ビニル化合物である。
4. ゴム弾性をもつ。
5. 合成高分子である。

第33回臨床工学技士国家試験　正答番号

午　前					午　後			
問題番号	正答	問題番号	正答		問題番号	正答	問題番号	正答
問1	3	問46	4		問1	4	問46	3
問2	3	問47	1		問2	3	問47	5
問3	5	問48	2		問3	1	問48	3
問4	3	問49	5		問4	1	問49	5
問5	3	問50	5		問5	4	問50	1
問6	5	問51	2		問6	5	問51	5
問7	5	問52	3		問7	4	問52	4
問8	4	問53	2		問8	3	問53	4
問9	2	問54	4		問9	3	問54	3
問10	1	問55	4		問10	4	問55	2
問11	1	問56	2		問11	2	問56	1
問12	4	問57	1		問12	5	問57	1
問13	2	問58	1		問13	3	問58	3
問14	1	問59	4		問14	3	問59	3
問15	2	問60	1		問15	2	問60	2
問16	1	問61	3		問16	1	問61	5
問17	5	問62	3		問17	5	問62	1
問18	1	問63	4		問18	4	問63	1
問19	2	問64	5		問19	4	問64	5
問20	1	問65	1		問20	5	問65	4
問21	3	問66	5		問21	1	問66	3
問22	5	問67	3		問22	4	問67	1
問23	2	問68	2		問23	4	問68	4
問24	3	問69	4		問24	4	問69	2
問25	2	問70	1		問25	3	問70	4
問26	1	問71	2		問26	4	問71	2
問27	5	問72	4		問27	2	問72	4
問28	1	問73	4		問28	4	問73	5
問29	4	問74	1		問29	2	問74	1
問30	1	問75	1		問30	2	問75	1
問31	2	問76	4		問31	3	問76	3
問32	5	問77	3		問32	3	問77	4
問33	5	問78	2		問33	2	問78	2
問34	1	問79	5		問34	2	問79	3
問35	4	問80	2		問35	1	問80	5
問36	5	問81	3		問36	4	問81	3
問37	3	問82	3		問37	4	問82	3
問38	5	問83	5		問38	5	問83	5
問39	4	問84	2		問39	2	問84	1
問40	1	問85	2		問40	1	問85	3
問41	5	問86	4		問41	5	問86	5
問42	5	問87	1		問42	4	問87	1
問43	3	問88	3		問43	2	問88	4又は5
問44	3	問89	2		問44	2	問89	2
問45	1	問90	4		問45	2	問90	3又は4

第33回臨床工学技士国家試験問題解説集

定価（本体価格1,400円＋税）

2020年11月30日　第1版第1刷発行
2021年 3 月15日　第1版第2刷発行

編　集／一般社団法人　日本臨床工学技士教育施設協議会
発行者／佐藤　枢
発行所／株式会社へるす出版

　　　　〒164-0001　東京都中野区中野2-2-3
　　　　電話　03-3384-8035〈販売〉　03-3384-8155〈編集〉
　　　　振替　00180-7-175971
　　　　https://www.herusu-shuppan.co.jp
印刷所／三松堂印刷株式会社

© 2020 Printed in Japan　　　　　　　　　　　　　　　〈検印省略〉
乱丁，落丁の際はお取り替えいたします。
ISBN978-4-86719-010-4